# 婴幼儿

食疗小手册

饮食宜忌随手查

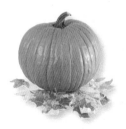

胡维勤　主编

U0386161

黑龙江出版集团
黑龙江科学技术出版社

**图书在版编目（ＣＩＰ）数据**

婴幼儿饮食宜忌随手查 / 胡维勤主编. -- 哈尔滨：
黑龙江科学技术出版社，2017.6
（食疗小手册）
ISBN 978-7-5388-9141-6

Ⅰ.①婴…　Ⅱ.①胡…　Ⅲ.①婴幼儿－饮食营养学
Ⅳ.①R153.2

中国版本图书馆CIP数据核字(2017)第026284号

# 婴幼儿饮食宜忌随手查

YINGYOU'ER YINSHI YIJI SUISHOU CHA

| | |
|---|---|
| 主　　编 | 胡维勤 |
| 责任编辑 | 回博 |
| 摄影摄像 | 深圳市金版文化发展股份有限公司 |
| 策划编辑 | 深圳市金版文化发展股份有限公司 |
| 封面设计 | 深圳市金版文化发展股份有限公司 |
| 出　　版 | 黑龙江科学技术出版社 |
| | 地址：哈尔滨市南岗区建设街41号　邮编：150001 |
| | 电话：（0451）53642106　传真：（0451）53642143 |
| | 网址：www.lkcbs.cn　www.lkpub.cn |
| 发　　行 | 全国新华书店 |
| 印　　刷 | 深圳市雅佳图印刷有限公司 |
| 开　　本 | 723 mm×1020 mm　1/16 |
| 印　　张 | 7 |
| 字　　数 | 120 千字 |
| 版　　次 | 2017年6月第1版 |
| 印　　次 | 2017年6月第1次印刷 |
| 书　　号 | ISBN 978-7-5388-9141-6 |
| 定　　价 | 19.80元 |

# 第一章 婴幼儿所需营养素和辅食添加注意事项

婴幼儿成长必需的12种营养素

糖类......................002

蛋白质 ....................002

脂肪......................002

膳食纤维..................003

维生素A ..................003

维生素B₂ .................003

维生素B₁₂ ................004

维生素C..................004

维生素D..................004

钙.........................004

锌.........................005

硒.........................005

婴幼儿辅食添加注意事项

为宝宝

添加辅食的重要性........006

自制辅食的注意事项.....006

让宝宝

爱上辅食的秘诀............006

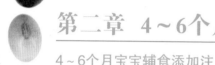

# 第二章  4～6个月宝宝饮食宜忌

4～6个月宝宝辅食添加注意事项

本阶段的喂养要点........010

鱼肝油的添加方法........010

米粉与米汤

的添加方法.................011

菜水与果汁

的添加方法.................011

蔬菜与水果

的添加方法.................011

4～6个月宝宝宜吃的食物

苹果.........................012

苹果奶麦糊..................013

稀释苹果汁..................013

豌豆.........................014

豌豆米糊....................015

豌豆黄瓜糊..................015

南瓜.........................016

南瓜胡萝卜牛奶............017

南瓜牛奶泥..................017

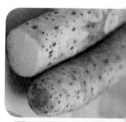

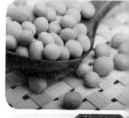

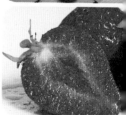

土豆 .............................. 018

土豆泥 .............................019

米汤土豆羹 .......................019

蛋黄 .............................. 020

蛋黄泥 .............................021

蛋黄羹 .............................021

4~6个月宝宝忌吃的食物

味精 ............................. 022

食盐 ............................. 022

胡椒 ............................. 022

菠菜 ............................. 023

紫菜 ............................. 023

蛋白 ............................. 023

# 第三章 7~9个月宝宝饮食宜忌

7~9个月宝宝

辅食添加注意事项

本阶段的喂养要点 .....026

宝宝出牙期间

需要纠正的不良习惯 ....027

不宜只让婴儿

喝鱼汤和肉汤 .........027

7~9个月宝宝宜吃的食物

梨 ........................... 028

白萝卜煮梨汁 .............029

水梨汁 ...................029

猕猴桃 ..................... 030

猕猴桃汁 .................031

猕猴桃柳橙汁 .............031

玉米 ..................... 032

牛奶玉米汁 .............033

玉米碎肉粥 .............033

鸡肉 ......................... 034

蔬菜鸡肉麦片糊 ..........035

鸡骨高汤 .................035

虾皮 ......................... 036

南瓜虾皮汤 .............037

虾皮紫菜蛋汤 .............037

鳕鱼 ......................... 038

鳕鱼蘑菇粥 .............039

鳕鱼猪血粥 .............039

7~9个月宝宝忌吃的食物

牛奶 ......................... 040

醋 ........................... 040

竹笋 ......................... 040

海带 ......................... 041

辣椒 ......................... 041

花椒 ......................... 041

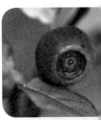

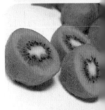

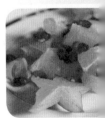

# 第四章  10～12个月宝宝饮食宜忌

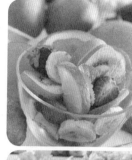

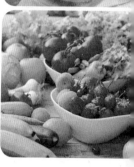

10～12个月宝宝辅食添加注意事项

本阶段的喂养要点........044

培养宝宝良好的

饮食习惯....................044

根据季节

给宝宝添加辅食...........045

10～12个月宝宝

宜吃的食物

葡萄 ..........................046

葡萄汁........................047

葡萄汁米糊.................047

樱桃 ..........................048

樱桃柚子汁.................049

樱桃牛奶....................049

莴笋 ..........................050

莴笋丸子汤.................051

莴笋笔管鱼汤..............051

牛肉 ..........................052

西红柿牛肉汤..............053

牛肉菠菜粥.................053

虾 .............................054

玉米虾仁汤.................055

虾仁海带汤.................055

10～12个月宝宝忌吃的食物

蜂 蜜 ........................056

肥 肉 ........................056

腊 肠 ........................056

熏 肉 ........................057

咸鸭蛋 ......................057

咸 鱼 ........................057

# 第五章  13～18个月宝宝饮食宜忌

13～18个月宝宝辅食添加注意事项

本阶段的喂养要点........060

宝宝需要的固齿食物....060

合理烹饪婴幼儿食品....061

宝宝不宜过多吃糖........061

宝宝不宜多吃零食........061

13～18个月宝宝宜吃的食物

桃子 ..........................062

桃汁 ..........................063

柳橙水蜜桃汁...............063

草莓.........................064

草莓蛋乳汁..................065

草莓猕猴桃汁...............065

冬瓜.........................066

冬瓜排骨汤..................067

冬瓜鸡蛋汤..................067

西红柿......................068

蔬菜西红柿汤...............069

西红柿豆芽汤...............069

竹笋.........................070

清炒竹笋...................071

竹笋鸡汤...................071

小麦.........................072

瘦肉麦仁粥..................073

菠萝麦仁粥..................073

13～18个月宝宝忌吃的食物

巧克力......................074

汤圆.........................074

火腿肠......................074

咸菜.........................075

浓茶.........................075

饮料.........................075

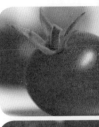
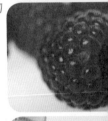
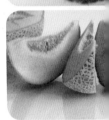

# 第六章 19～36个月宝宝饮食宜忌

19～36个月宝宝
辅食添加注意事项

本阶段的喂养要点........078

粗细粮的合理搭配........078

水果不能代替蔬菜........079

禁止喂食宝宝"汤泡饭"...079

19～36个月宝宝宜吃的食物

红豆.........................080

凉拌西蓝花红豆...........081

红豆牛奶汤..................081

绿豆.........................082

绿豆鸭子汤..................083

绿豆粥......................083

黑米.........................084

黑米粥......................085

核桃莲子黑米粥...........085

腰果.........................086

腰果炒西芹..................087

腰果虾仁...................087

南瓜子......................088

凉拌玉米瓜仁..............088

芝麻 ..................... 089

木瓜芝麻羹................. 089

菠菜 ..................... 090

芝麻花生米拌菠菜....... 091

上汤菠菜................. 091

带鱼 ..................... 092

带鱼萝卜包菜粥......... 093

带鱼萝卜木瓜粥........... 093

19～36个月宝宝忌吃的食物

罐头................... 094

蜜饯................... 094

膨化食品............... 094

烧 烤................... 095

鹿 茸................... 095

人 参................... 095

# 第七章 婴幼儿常见疾病的饮食调养

发热 ..................... 098

牡蛎萝卜营养饭........... 098

哈密瓜南瓜稀粥......... 099

蔬菜豆腐................. 099

小儿感冒................. 100

橘子稀粥................. 100

鳕鱼鸡蛋粥............... 101

南瓜花生蒸饼............ 101

便秘 ..................... 102

乌塌菜梨稀粥.............. 102

核桃蔬菜粥................ 103

红薯苹果糊................ 103

流涎 ..................... 104

陈皮猪肚粥............... 104

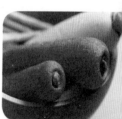
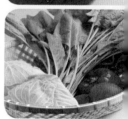
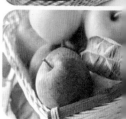

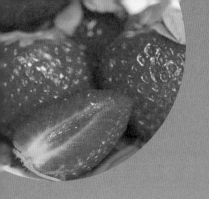

# 第一章

# 婴幼儿
## 所需营养素和辅食添加
## 注意事项

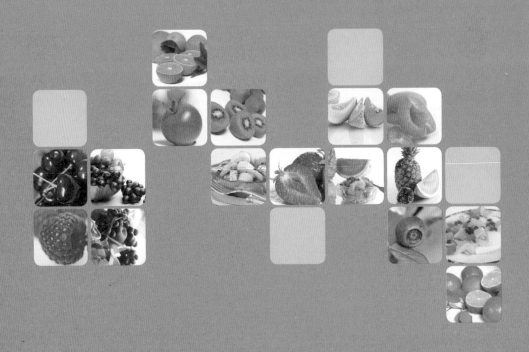

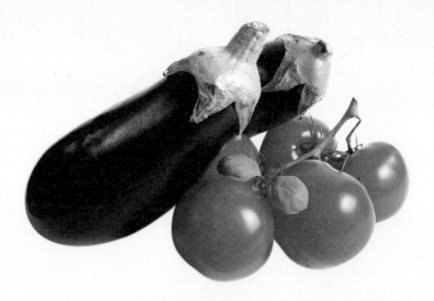

　　宝宝已经4个月了，母乳喂养已经不能满足婴儿对营养的需求了，爸爸妈妈要开始考虑给宝宝添加母乳以外的食物了，以补充宝宝身体所需的营养。由于宝宝还小，身体娇弱，身体各器官均未发育成熟，再加上成长时期对营养的特殊需求，饮食就需要格外注意。那么，具体要注意哪些问题呢？这一章节，我们将为您解答。

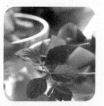  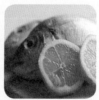 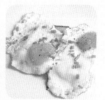

# 婴幼儿成长必需 的12种营养素

◎宝宝成长的每一步都离不开营养，家长们要放弃吃得越多越好的错误观点，只有顾好以下这十二大营养素，才能真正照顾好宝宝的身体。

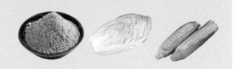

## 1 糖类

### 糖类的作用

糖类能提供宝宝机体正常运作的大部分能量，起到保持体温、促进新陈代谢、驱动肢体运动、维持大脑及神经系统正常功能的作用。

### 食物来源

其食物来源有谷类、水果、蔬菜等。谷类有水稻、小麦、玉米、大麦、燕麦、高粱等；水果有甘蔗、甜瓜、西瓜、香蕉、葡萄等；蔬菜有胡萝卜、红薯等。

### 建议摄取量

婴幼儿糖类需要量相对比成年人多。1岁以内的宝宝每日每千克体重需要12克糖类，2岁以上的宝宝每日每千克体重需要10克糖类。每克糖能提供热量16.74千焦，每日糖类提供的热量占总热量的35%～65%。

## 2 蛋白质

### 蛋白质的作用

蛋白质是生命的物质基础，是机体细胞的重要组成部分，是人体组织更新和修补的主要原料。宝宝的生长发育比较快，充足的蛋白质是宝宝脑组织生长发育、骨骼生长和其他新组织形成的必需原料。

### 食物来源

蛋白质的主要来源是肉、蛋、奶和豆类食品。含蛋白质多的食物包括：畜肉类，如牛肉、羊肉、猪肉、狗肉等；禽肉类，如鸡肉、鸭肉、鹌鹑肉等；海鲜类，如鱼、虾、蟹等；蛋类，如鸡蛋、鸭蛋、鹌鹑蛋等；奶类，如牛奶、羊奶、马奶等；豆类，如黄豆、黑豆等。此外，芝麻、瓜子、核桃、杏仁、松子等干果类食品的蛋白质含量也很高。

### 建议摄取量

一般来说，新生足月的宝宝，每天每千克体重大约需要2克蛋白质（按照3千克的体重计算，宝宝每天需要630毫升的母乳或450毫升的婴儿配方奶粉）。早产儿对蛋白质的需求会更多一些，通常每日每千克体重需要3～4克的蛋白质，当宝宝的体重达到与足月宝宝一样大（2.5千克以上）时，对蛋白质的需求就与足月新生儿一样了。1岁以内的宝宝身体发育所需的蛋白质主要来自于母乳或配方奶粉，平均每天700～800毫升的母乳或配方奶，基本就能满足其生长发育所需。

## 3 脂肪

### 脂肪的作用

脂肪具有为人体储存并供给能量、保持体温恒定、缓冲外界压力、保护内脏等作用，并可促进脂溶性维生素的吸收，是身体活动所需能量的最主要来源。

### 食物来源

富含脂肪的食物有花生、芝麻、开心果、核桃、松仁等干果，以及蛋黄、动物类皮肉、花生油、豆油等。油炸食品、面食、点心、蛋糕等也含有较高脂肪。

### 建议摄取量

不同年龄段的婴幼儿，其生长发育速度相对不同，以能量计算的脂肪摄取量也不同。0～6个月的婴儿，推荐摄取量为总能量的45%～50%。6个月的婴儿按每日摄入人乳800毫升计算，可获得脂肪27.7克，占总能量的47%。6个月～2周岁的婴幼儿，每日推荐脂肪摄取量为总能量的35%～40%。2周岁以后的幼儿，脂肪摄入量为总能量的30%～35%。

## 4 膳食纤维

### 膳食纤维的作用

膳食纤维有增加肠道蠕动、减少有害物质对肠道壁的侵害、促进大便通畅、减少便秘及其他肠道疾病的发生、增强食欲的作用，能帮助宝宝建立正常的排便规律，保持健康的肠胃功能，对预防成年后的许多慢性病也有好处。

### 食物来源

膳食纤维的食物来源有糙米、胚芽精米，以及玉米、小米、大麦等杂粮。此外，水果类、根菜类和海藻类中的食物纤维较多，如柑橘、苹果、香蕉、洋白菜、菠菜、芹菜、胡萝卜、四季豆、豌豆、薯类和裙带菜等。

### 建议摄取量

不同年龄段的宝宝所需的膳食纤维量是不同的。4～8个月的宝宝，每天所需的膳食纤维量约为0.5克；1岁左右的宝宝，每天所需的膳食纤维量约为1克；2岁以上的宝宝，每天所需的膳食纤维量为3～5克。

## 5 维生素A

### 维生素A的作用

维生素A具有维持人体正常视力、维持上皮组织健全的功能，可帮助皮肤、骨骼、牙齿、毛发健康生长，还能促进生殖功能的良好发育。

### 食物来源

富含维生素A的食物有鱼肝油、牛奶、胡萝卜、杏、西蓝花、木瓜、蜂蜜、香蕉、禽蛋、大白菜、荠菜、西红柿、茄子、南瓜、韭菜、绿豆、芹菜、芒果、菠菜、洋葱等。

### 建议摄取量

0～1岁的宝宝每天维生素A的推荐摄取量约为400微克。母乳中含有较丰富的维生素A，用母乳喂养的婴儿一般不需要额外补充。牛乳中维生素A的含量仅为母乳的一半，每天需要额外补充150～200微克。1～3岁的宝宝每日维生素A的适宜摄取量为500微克。

## 6 维生素B₂

### 维生素B₂的作用

维生素$B_2$参与体内生物氧化与能量代谢，在糖类、蛋白质、核酸和脂肪的代谢中起着重要的作用。其可促进宝宝发育和细胞的再生，维护皮肤和细胞膜的完整性，帮助消除宝宝口腔内部、唇、舌的炎症，促进宝宝视觉发育。

### 食物来源

维生素$B_2$的食物来源有奶类、蛋类、鱼肉、肉类、谷类、新鲜蔬菜与水果等。

### 建议摄取量

0～6个月宝宝每日适宜摄取量为0.4毫克，6个月～1岁宝宝每日适宜摄取量为0.5毫克，1～3岁宝宝每日适宜摄取量为0.6毫克。

## 7 维生素B₁₂

### 维生素B₁₂的作用

维生素B₁₂作为人体重要的造血原料之一，能促进宝宝生长发育，预防贫血和维护神经系统健康，还能增强宝宝食欲、消除烦躁不安、集中注意力、提高记忆力和平衡性。

### 食物来源

维生素B₁₂含量丰富的食物包括动物的内脏，如牛羊的肝、肾、心，以及牡蛎等；维生素B₁₂含量中等丰富的食物有奶及奶制品、部分海产品（如蟹类、沙丁鱼、鳟鱼等）；维生素B₁₂含量较少的食物有海产品中的龙虾、剑鱼、比目鱼、扇贝，以及发酵食物。

### 建议摄取量

0～1岁的幼儿，每日的维生素B₁₂摄取量为0.5微克；1～2岁的幼儿，每日的维生素B₁₂摄取量为1.5微克；2岁以上的幼儿，每日的维生素B₁₂摄取量为2毫克。

## 8 维生素C

### 维生素C的作用

维生素C可以促进伤口愈合，增强机体抗病能力，对维护牙齿、骨骼、血管、肌肉的正常功能有重要作用。同时，维生素C还可以促进铁的吸收，改善贫血，提高免疫力，对抗应激等。

### 食物来源

维生素C主要来源于新鲜蔬菜和水果，水果中以柑橘、草莓、猕猴桃、枣等含量居高；蔬菜中以西红柿、豆芽、白菜、青椒等含量较高。

### 建议摄取量

0～1岁宝宝每日摄取量为40～50毫克；1～3岁宝宝每日摄取量为60毫克；4～7岁宝宝每日摄取量为70毫克。母乳中含有丰富的维生素C，每100毫升母乳中大约含有6毫克的维生素C，基本可以满足宝宝身体发育的需要。宝宝添加辅食后，对维生素C的需求可以通过食物获得满足，爸爸妈妈只需要给宝宝多准备新鲜的蔬菜和水果即可。

## 9 维生素D

### 维生素D的作用

维生素D是钙磷代谢的重要调节因子之一，可以提高机体对钙、磷的吸收，促进骨骼生长和钙化，健全牙齿，并可防止氨基酸通过肾脏损失。

### 食物来源

维生素D的来源并不是很多，鱼肝油、沙丁鱼、小鱼干、动物肝脏、蛋类，以及添加了维生素D的奶制品等都含有较丰富的维生素D。其中，鱼肝油是最丰富的来源。另外，通过晒太阳也能获得人体所需的维生素D。

### 建议摄取量

建议摄取量为每日10微克，可耐受最高摄取量为每日20微克。

## 10 钙

### 钙的作用

钙是构成人体骨骼和牙齿等硬组织的主要元素，除了可以强化牙齿及骨骼外，还可维持肌肉神经的正常兴奋，调节细胞及毛细血管的通透性，强化神经系统的传导功能等。

**食物来源**

钙的来源很丰富，乳类与乳制品：牛奶、羊奶、奶粉；豆类与豆制品：黄豆、豆腐、豆腐干、豆腐皮等；海产品：鲫鱼、鲤鱼、虾、螃蟹、海带、蛤蜊等；肉类与禽蛋：羊肉、猪肉、鸡肉、鸡蛋、鸭蛋、鹌鹑蛋等；蔬菜类：芹菜、油菜、胡萝卜、雪里蕻等；水果与干果类：柠檬、枇杷、葡萄干、胡桃、花生、莲子等。

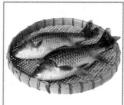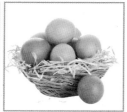

**建议摄取量**

0～6个月的宝宝，每日钙的摄取量为300毫克；6个月～1岁的宝宝，每日钙的摄取量为400毫克；1～3岁的宝宝，每日钙的摄取量为600毫克；4～10岁的幼儿，每日钙的摄取量为800毫克。

#  锌

**锌的作用**

锌在核酸、蛋白质的生物合成中起着重要作用，还参与糖类和维生素A的代谢过程，能维持胰腺、性腺、脑下垂体、消化系统和皮肤的正常功能。缺锌会影响细胞代谢，妨碍生长激素轴的功能，导致宝宝生长发育缓慢，使其身高、体重均落后于同龄孩子，严重缺锌还会使脑细胞中的二十二碳六烯酸（DHA）和蛋白质合成发生障碍，影响宝宝智力发育。

**食物来源**

一般蔬菜、水果、粮食均含有锌，含

锌较多的有牡蛎、瘦肉、西蓝花、蛋、粗粮、核桃、花生、西瓜子、板栗、干贝、榛子、松子、腰果、杏仁、黄豆、银耳、小米、白萝卜、海带、白菜等。

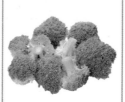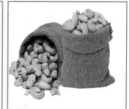

**建议摄取量**

建议0～10岁儿童每日摄入10毫克的锌。母乳中的锌吸收率高，可达62%，比牛乳中的锌更易被吸收利用，母乳是预防宝宝缺锌的好途径。适量摄入含锌丰富的食物也能有效预防宝宝缺锌。

# 12 硒

**硒的作用**

硒能清除体内自由基，排除体内毒素，抗氧化，有效抑制过氧化脂质的产生，防止血凝块，清除胆固醇，增强人体免疫功能。同时，其还有促进糖分代谢、降血糖、提高视力、防止白内障、预防心脑血管疾病、护肝、防癌等作用。

**食物来源**

硒主要来源于猪肉、鲜贝、海参、鱿鱼、龙虾、动物内脏、大蒜、蘑菇、黄花菜、洋葱、西蓝花、甘蓝、芝麻、白菜、南瓜、白萝卜、酵母等。

**建议摄取量**

人体对硒的需求量很少，一般情况下，宝宝对硒的日摄入量在180～350微克，过多或缺少都会影响宝宝身体健康。

# 婴幼儿辅食 添加注意事项

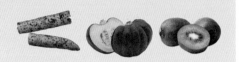

◎宝宝的肠胃还很稚嫩，消化能力也较差，所以在选择辅食上除了食材的选择要严格把关，还要兼顾口味、颜色，让宝宝越吃越爱吃。

## 1 为宝宝添加辅食的重要性

宝宝4个月后，为满足其成长发育的需要，除母乳外，还需要添加半流质或固体食物，简称辅食。宝宝逐渐成长，胃内分泌的消化酶也慢慢增加，消化能力渐渐提高。宝宝4～6个月的时候，已经能够消化一些淀粉类的半流质食物。而此时，母乳中的营养成分，如维生素、微量元素等已经不能满足宝宝生长发育的需要，光吃母乳就会导致宝宝营养不良，虽然看上去体重仍然在增加，但维生素和铁质等将会越来越不够，宝宝就容易出现贫血、抵抗力下降等症状。不添加辅食，孩子就长得不结

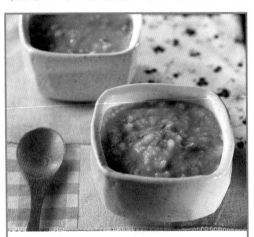

4个月后，母乳中的营养不能满足宝宝的营养需求，宝宝必须添加辅食。

实，肌肉显得很松弛，而且双眼无神，情绪变坏。因此，添加辅食具有十分重要的意义。

## 2 自制辅食的注意事项

天然新鲜：给宝宝吃的水果、蔬菜要天然新鲜。做的时候一定要煮熟，避免发生感染，密切注意食用后是否会引起宝宝过敏反应。

清洁卫生：在制作辅食时要注意双手、器具的卫生。蔬菜水果要彻底清洗干净，以避免有残存的农药。尤其是制作果汁时，如果采用有果皮的水果，如香蕉、柳丁、苹果、梨等，要先将果皮清洗干净，避免果皮上的不洁物污染果肉。

营养均衡：选用各种不同的食物，让宝宝从不同的食品中摄取各种营养素。食物多变，还可以避免宝宝吃腻。

## 3 让宝宝爱上辅食的秘诀

对于宝宝来说，辅食是一个新的东西，不会有特殊的偏好。因此，妈妈可以运用一些小秘诀，帮助宝宝顺利爱上辅食。

**秘诀一：示范如何咀嚼食物**

初次喂宝宝食物时，有些宝宝因为不

习惯咀嚼，会用舌头往外推，妈妈在这个时候可以给宝宝示范如何咀嚼食物并吞下去。妈妈要耐心并放慢速度多试几次，让宝宝观察并鼓励他模仿学习。

### 秘诀二：不要喂太多或太快

根据宝宝的具体情况喂食，喂食的速度不要太快，喂食量也不宜过多。喂完食物后，让宝宝休息一下，不宜进行剧烈的运动。

### 秘诀三：品尝各种新口味

成人经常吃同一种食物都会觉得没有食欲，如果宝宝常常吃同一种食物，也会倒胃口，只有富有变化的饮食才能刺激宝宝的食欲。在宝宝原本喜欢的食物中，加入新材料，分量和种类由少到多，找出更多宝宝喜欢吃的食物。宝宝不喜欢某种食物，妈妈可减少供应量和次数，并在制作方式上多换花样，逐渐让宝宝接受，养成不挑食的好习惯。另外，妈妈还可以在丰富食材的基础上，注意食物的颜色搭配，以引起宝宝对食物的兴趣。

### 秘诀四：鼓励宝宝主动探索

宝宝出生6个月之后，探索的欲望会加强，并逐渐有了自己的独立性，想自己动手拿东西吃。此时，妈妈要鼓励宝宝自己拿汤匙吃东西，给他自主学习的机会，也可以在地上铺餐布方便宝宝练习。如果宝宝喜欢用手抓东西吃，可制作易于用手拿的食物，满足宝宝的欲望，增强宝宝的食欲。

### 秘诀五：准备一套可爱的儿童餐具

用大碗、杯子盛满食物，会对宝宝产生压迫感，进而影响食欲。尖锐的叉子及易破的餐具也不宜让宝宝使用，以免发生意外。市场上销售的儿童餐具有鲜艳的颜色、可爱的图案，使用这样的餐具可以吸引宝宝的注意力，增强宝宝的食欲。

### 秘诀六：保持愉快的用餐情绪

保持愉快的情绪进餐可以增加宝宝的食欲，还可以增强宝宝对事物的兴趣，因此，不要强迫宝宝进食。经常强迫宝宝吃东西，不仅会影响宝宝的肠胃消化系统，还会让他认为吃饭是件讨厌的事情，对进食产生逆反心理。

### 秘诀七：隔一段时间再尝试

如果宝宝出现对某一种食物感到讨厌、坚决不吃的情况，妈妈可以暂时停止喂食这一食物；如果只是暂时性地不喜欢，可以尝试隔一段时间再让他吃。强迫宝宝进食，有可能会让宝宝对这种食物产生永久性的厌恶感，以后就更不容易喜欢上了。

### 秘诀八：学会食物替代法

如果宝宝对某种食材存在很强烈的排斥感，妈妈可以多些耐心找出与其营养成分相似且他喜欢的食物替代。只要宝宝营养均衡，身体健康有活力，且生长发育正常，即便有时候吃少点也没有关系，顺其自然就好。

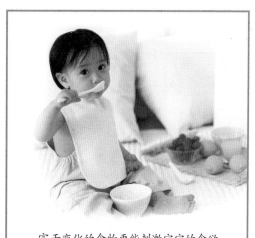

富于变化的食物更能刺激宝宝的食欲。

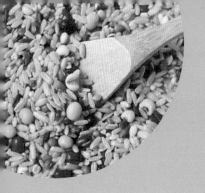

# 第二章

# 4~6个月宝宝饮食宜忌

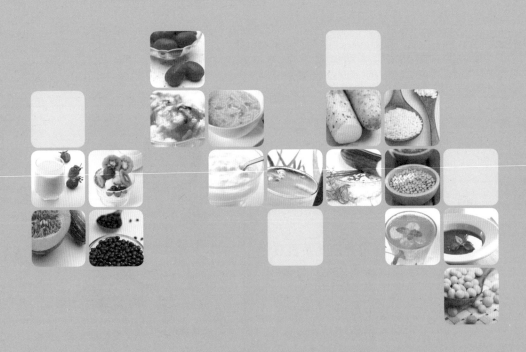

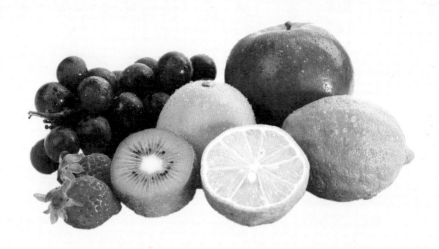

　　4～6个月的宝宝已经开始长牙了，开始能消化一些泥糊状的食物，爸爸妈妈可以为宝宝准备一些米糊或奶糊、菜水、稀释的果汁等，并为其补充含铁高的食物，如蛋黄泥。从第6个月开始，可以添加菜泥、烂粥、土豆泥、水果泥、鱼肝油等。

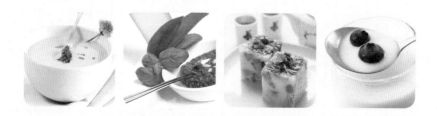

# 4~6个月 宝宝辅食添加注意事项

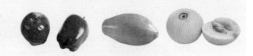

◎宝宝开始吃母乳以外的食物了，新爸妈要赶紧了解宝宝添加辅食时需要注意的问题，以免对如何呵护宝宝娇弱的肠胃不知所措。

## 1 本阶段的喂养要点

4~6个月，宝宝因大量营养需求而必须添加辅食，但是此时宝宝的消化系统尚未发育完全，如果辅食添加不当容易造成消化系统紊乱，因此在辅食添加方面需要掌握一定的原则和方法。

由于宝宝在此阶段摄食量差别较大，因此要根据宝宝的自身特点掌握喂食量，辅食添加也应如此。添加辅食要循序渐进，由少到多，由稀到稠，由软到硬，由一种到多种。开始时可先加泥糊样食物，每次只能添加一种食物，还要观察3~7天，待宝宝习惯后再加另一种食物，如果宝宝拒绝饮食就不要勉强，过几天后可再试一次。另外，在宝宝快要长牙或正在长牙时，父母可把食物的颗粒逐渐做得粗大一点，这样有利于促进宝宝牙齿的生长，并锻炼宝宝的咀嚼能力。

每次给宝宝添加新的食材时，一天只能喂一次，而且量不宜大。每次进食新的食物时，要观察宝宝的大便性质有无异常变化，如有异常要暂缓添加。最好在哺乳前给宝宝添加辅食，饥饿中的宝宝更容易接受新食物，当宝宝生病或天气炎热时，不宜添加辅食；也不要在婴儿烦躁不安时尝试添加新的食物。

刚开始喂的食物应稀一些，呈半流质状态，为以后吃固态食物做准备。宜用勺子喂，不要把断奶食物放在奶瓶里让婴儿吮吸，对婴儿来说，"吞咽"与"吮吸"是截然不同的两件事。吞咽断奶食物的过程是一个逐渐学习和适应的过程。这个过程，婴儿可能会出现一些现象，如吐出食物、流口水等。因此，每种食物刚开始喂的时候，要少一些，先从1~2勺开始，等到婴儿想多吃一些时再增加喂食的量，一般一个星期左右婴儿就可以度过适应期了。婴儿的摄取量每天都在变化，因此只要隔几周少量地增加断奶食品的摄取量，就能自然地减少哺乳量。在这个时期，婴儿只能食用果汁或非常稀薄的断奶食品，因此需要通过母乳或奶粉补充所需的营养。

## 2 鱼肝油的添加方法

母乳中所含的维生素D较少，不能满足婴儿的发育需求。食物含有少量的维生素D，特别是浓缩的鱼肝油中含量较多，而维生素D的有效获取需要辅助晒太阳。一旦孕妇在孕晚期没有补充维生素D及钙质，婴儿非常容易发生先天性佝偻病，因此在出生后2周就要开始给婴儿添加鱼肝油。添加时应从少量开始，观察大便性状，有无腹泻发生。

## 3 米粉与米汤的添加方法

刚开始添加米粉时1~2勺即可，需用水调和均匀，不宜过稀或过稠。婴儿米粉的添加应该循序渐进，有一个从少到多、从稀到稠的过程，这个时候奶粉还是主食。

米汤味道香甜，含有丰富的蛋白质、脂肪、糖类及钙、磷、铁、维生素C、B族维生素等，能促进宝宝消化系统的发育，也为宝宝添加粥、米粉等淀粉辅食打下了良好基础。做法是将锅内水烧开，放入淘洗干净的大米，煮开后再用文火煮成烂粥，取上层米汤即可食用。

## 4 菜水与果汁的添加方法

婴儿在满月之后，家长可以适量地添加一些菜水和果汁，以补充营养素和满足宝宝生长发育的需要。这些不仅可以补充维生素及纤维素，还可以使大便变软，易于排出，而且果汁、菜汁好喝，宝宝比较容易接受。

制作蔬菜汁时，宜选用新鲜、深色菜的外部叶子。将蔬菜叶洗净、切碎，放入干净碗中，再放入盛一定量开水的锅内蒸开，取出后将菜汁滤出。制作好的菜汁中可加少许盐再喂宝宝。

宜选用新鲜、成熟、多汁的水果，如橘子、柑橘、西瓜、梨等。制作果汁前，爸爸妈妈要洗净自己的手，再将水果冲洗干净，去皮，把果肉切成小块状放入干净的碗中，用勺子背挤压果汁，或用消毒干净的纱布过滤果汁。

需要注意的是，在给宝宝喂菜水和果汁的时候，不要使用带有橡皮奶头的奶瓶，应用小汤匙或小杯，以免造成乳头错觉，逐渐让宝宝适应用小勺喂食的习惯。一般一天喂两次，时间最好安排在两次喂奶之间，开始的时候可以用温开水稀释，第一天每次一汤匙，第二天每次二汤匙……直至第十天十汤匙。等宝宝习惯后就可以不用稀释了。宝宝不愿意吃或吃了就吐时，不要勉强。

## 5 蔬菜与水果的添加方法

在辅食添加初期，当宝宝能熟练地吃米粉等谷物食品后，妈妈就可以尝试提供其他新的辅食，如蔬菜和果汁。妈妈需要谨记的是：必须先让宝宝尝试蔬菜，然后才是水果。

孩子天性喜欢甜食，如先吃水果，孩子就可能不爱吃蔬菜了。刚开始可以提供1~2勺单一品种的过滤蔬菜或蔬菜泥，例如青菜、南瓜、胡萝卜、土豆。这些食物不容易让宝宝产生过敏反应。这些蔬菜可以煮熟后做泥，是便捷又健康的婴儿食品。

食物的量渐渐增加至每次2~4勺，每天2次，具体的数量要取决于婴儿的胃口，不要硬喂。妈妈可以试着将蔬菜和水果混合，例如苹果和胡萝卜，或香蕉。根据婴儿的食欲，逐渐增加餐次和每餐的量。到6个月时，婴儿仍应在继续吃母乳或配方乳的基础上，每天吃两餐谷物、水果和蔬菜。

宝宝的消化系统尚未发育完全，能吃的食材还不是很多，爸爸妈妈在给宝宝选择食材、制作辅食时，一定要小心谨慎一些。

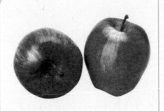

# 苹果
**Ping Guo**

【适用量】每天1个为宜。

【热量】208千焦/100克

【性味归经】性凉，味甘，微酸。入脾、胃经。

[别 名] 奈、林檎、里檎、来檎、频婆果。

## 【主打营养素】

果胶、锌

◎苹果中富含的果胶，能在宝宝肠内吸附水分，使粪便变得柔软而容易排出。此外，苹果中含有大量的锌元素，是促进生长发育的关键元素，还可以增强宝宝的记忆力。

## ◎食疗功效

苹果有润肠、安眠养神、益心气、消食化积等功效，同时能降低过旺的食欲，很适合食欲过盛、有营养过剩趋势的宝宝食用；苹果汁能杀灭传染性病毒，治疗腹泻，预防蛀牙。苹果中含有大量的纤维素，常吃可以预防宝宝便秘。

## ◎选购保存

选购苹果时，以色泽浓艳、果皮外有一层薄霜的为好。苹果应在低温增湿环境下保存，苹果切开后与空气接触会因发生氧化反应而变成褐色，可在盐水里泡15分钟左右，这样可防止苹果氧化变色。苹果放在阴凉处可以保存7～10天，如果装入塑料袋放进冰箱，能保存更长的时间。

## ◎搭配宜忌

| 苹果+芦荟<br>苹果+枸杞 | ✔ | 生津止渴、健脾益胃<br>提供更丰富的营养成分，治疗小儿下痢 |
| 苹果+海味<br>苹果+萝卜 | ✘ | 引起腹痛、呕吐<br>导致甲状腺肿大 |

## 温馨提示

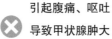

最好选择无公害、绿色和有机认证的苹果，这样的苹果重金属和农药残留会少得多，即便不等于零，也会比普通苹果皮中残留量小，吃起来会更放心。另外，平时有胃寒症状者不要生食苹果。

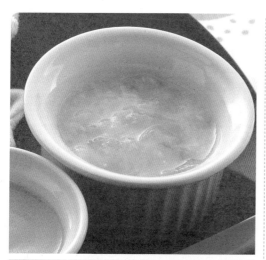

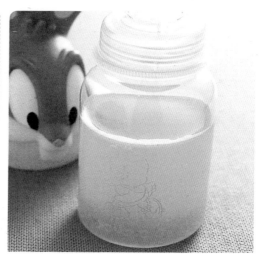

## 推荐菜例 1 苹果奶麦糊

**原料** 苹果30克，婴儿麦粉30克，配方奶40毫升

**做法** ①苹果洗净，去皮，去籽。②用研磨器磨成泥，过滤出苹果汁备用。③将婴儿麦粉、苹果汁和配方奶粉一起拌匀即可。

**专家点评** 苹果中含有丰富的锌，锌是人体必需的微量元素，能促进细胞的分裂和生长，它对宝宝的生长发育、免疫功能、视觉及性发育有重要的作用。小宝宝容易出现缺铁性贫血，而铁质必须在酸性条件下和维生素C存在的情况下才能被吸收，所以吃苹果奶麦糊对婴儿缺铁性贫血有较好的防治作用。苹果汁和婴儿的麦粉或配方奶混合食用口感会更好，宝宝会更加爱吃。

做完之后热1~2分钟，这样不会很烫，也能保证营养元素的完好。

## 推荐菜例 2 稀释苹果汁

**原料** 苹果2个，橙汁少许，凉开水40毫升

**做法** ①苹果洗净去皮，去核，切丁。②将苹果丁放入榨汁机榨出汁，倒进奶瓶。③取40毫升凉开水，倒入奶瓶，加入橙汁搅匀。

**专家点评** 苹果含有丰富的矿物质和多种维生素，婴儿常吃苹果，可预防佝偻病。苹果可维持消化系统健康，减轻腹泻。而稀释的苹果汁对宝宝来说更易于吸收，榨汁服用能顺气消食。但是，1岁以下的的婴儿肠胃特别敏感，所以喂食量不宜过多，一天最好不要超过半奶瓶。同时需要注意的是，不可以用苹果汁代替水。

**烹饪常识**

为了有效避免或者延长苹果氧化变黑，可以将苹果切成小块，在沸水中烫到半熟再榨汁，或者在榨汁时加入几滴柠檬汁。

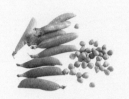

# 豌豆

## Wan Dou

【适用量】每天10~30克。
【热量】420千焦/100克
【性味归经】性平，味甘。归脾、胃经。

[别名] 寒豆、麦豆、雪豆。

【主打营养素】

蛋白质、粗纤维

◎豌豆中富含人体所需的各种营养物质，其中的优质蛋白质可以提高机体的抗病能力和康复能力。豌豆中还富含粗纤维，能促进大肠蠕动，起到清洁大肠、防治宝宝便秘的作用。

## ◎食疗功效

豌豆具有益中气、止泻痢、利小便、消痈肿等功效，还可治脾胃不适、呃逆呕吐、心腹胀痛、口渴泻痢等病症。豌豆含有丰富的维生素A原，维生素A原可在体内转化为维生素A，具有润泽皮肤的作用。豌豆中富含优质蛋白质，可以提高宝宝的抗病能力。

## ◎选购保存

豌豆以色泽嫩绿、柔软、颗粒饱满、未浸水的为佳，手握一把时咔嚓作响表示新鲜程度高。保存时如果是去壳的豌豆，可用保鲜膜包好，放入冰箱保存就行了；若是带壳的豌豆，最好不要去外壳，用塑料袋装好保存即可。

## ◎搭配宜忌

| | |
|---|---|
| 豌豆+虾仁<br>豌豆+蘑菇 ✓ | 提高营养价值<br>增强食欲 |
| 豌豆+蕨菜<br>豌豆+菠菜 ✗ | 降低营养<br>影响钙的吸收 |

## 营养成分表

| 营养素 | 含量（每100克） |
|---|---|
| 蛋白质 | 20.3克 |
| 脂肪 | 1.1克 |
| 糖类 | 55.4克 |
| 膳食纤维 | 10.4克 |
| 维生素A | 42微克 |
| 维生素C | — |
| 维生素E | 8.47毫克 |
| 叶酸 | 未检测 |
| 烟酸 | 2.4毫克 |
| 钙 | 97毫克 |
| 铁 | 4.9毫克 |
| 锌 | 2.35毫克 |
| 磷 | 259毫克 |

## ◎温馨提示

豌豆适合与富含氨基酸的食物一起烹调，可以明显提高豌豆的营养价值。豌豆多食会腹胀，易产气，故不宜长期大量食用，慢性胰腺炎患者忌食豌豆。炒熟的干豌豆尤其不易消化，过量食用可引起消化不良、腹胀等。

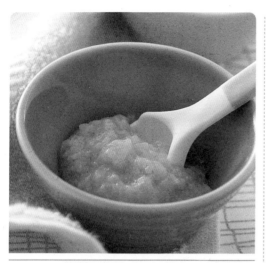

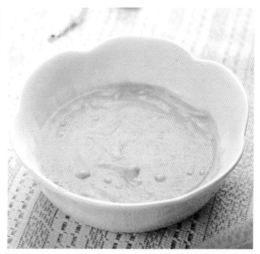

**推荐菜例 1　豌豆米糊**

|原料| 豌豆60克，大米100克

|做法| ①锅中注水，烧沸后加入洗净的豌豆，煮熟后将豌豆捞出，沥干水分；将大米洗净后加水浸泡。②将豌豆放入碗中，用汤勺压碎，过滤出豌豆泥备用。③将泡好的大米放入豆浆机中，按"米浆"键，待浆成后倒入碗中，将准备好的豌豆泥加入碗中，和米浆调和即可。

|专家点评| 这款米糊不仅能补充宝宝身体发育所需的钙质，还具有健脑的作用，让宝宝越吃越健康，越吃越聪明。妈妈还可以将大米磨成粉，宝宝能吃多少就用多少米粉，既便于保存，又不浪费。大米的营养非常丰富，含有蛋白质、脂肪、糖类、粗粮纤维、钙、磷、铁以及多种维生素，是宝宝营养辅食的好选择。用大米给宝宝制作米糊，方便又富有营养。

**烹饪常识**

莱用豌豆可清炒，也可做汤；粮用豌豆可与米煮粥。

**推荐菜例 2　豌豆黄瓜糊**

|原料| 鲜豌豆50克，鲜黄瓜50克

|做法| ①将豌豆洗净后浸泡；鲜黄瓜洗净后去皮切小块。②将浸泡后的豌豆和黄瓜放入豆浆机中，按"米浆"键，打成糊即可。

|专家点评| 豌豆有清肝、明目的作用。黄瓜的利尿功效名列前茅，在强健心脏和血管方面也占有重要的地位。黄瓜中含有维生素$B_1$，有保护神经系统的作用，还能促进肠胃蠕动，增加宝宝的食欲。将黄瓜和豌豆混合做成米糊给宝宝食用，能补充宝宝身体所需的多种营养。肠胃上火而便秘的宝宝，特别适合食用此糊。

**烹饪常识**

黄瓜皮表面凹凸不平，简单清洗很难将黄瓜皮表层的农药清除掉，用来给宝宝制作食物的黄瓜一定要去皮。

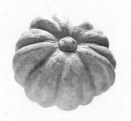

# 南瓜
## Nan Gua

【适用量】一天30~50克。

【热量】368千焦/100克

【性味归经】性温，味甘。归脾、胃经。

[别 名] 麦瓜、番瓜、倭瓜、金冬瓜。

## ◎食疗功效

南瓜具有消炎止痛、润肺益气、化痰止喘、驱虫解毒等功效，可以减少粪便中的毒素对人体的危害。同时南瓜中的胡萝卜素含量也较高，可以维持宝宝眼睛的正常发育。南瓜富含锌，有益宝宝皮肤和指甲健康，所含果胶还可以保护胃肠道黏膜免受粗糙食品刺激。南瓜含有丰富的钴，钴能活跃人体的新陈代谢，促进人体的造血功能。

## ◎选购保存

应选购外形完整，最好是瓜梗蒂连着瓜身的南瓜。如果要长时间储存，可购买未熟透的南瓜。吃不完的南瓜，可去掉南瓜子，裹好保鲜膜后再放入冰箱冷藏保存。

## 营养成分表

| 营养素 | 含量（每100克） |
| --- | --- |
| 蛋白质 | 0.7克 |
| 脂肪 | 0.1克 |
| 糖类 | 4.5克 |
| 膳食纤维 | 0.8克 |
| 维生素A | 148微克 |
| 维生素C | 8毫克 |
| 维生素E | 0.36毫克 |
| 叶酸 | 未检测 |
| 烟酸 | 0.4毫克 |
| 钙 | 16毫克 |
| 铁 | 0.4毫克 |
| 锌 | 0.14毫克 |
| 磷 | 24毫克 |

## ◎搭配宜忌

| 南瓜+绿豆 | ✔ | 清热解毒、生津止渴 |
| 南瓜+山药 | | 提神补气 |
| 南瓜+辣椒 | ✘ | 破坏维生素C |
| 南瓜+虾 | | 引起腹泻、腹胀 |

## 温馨提示

南瓜性温，胃热、湿热气滞的人要少吃南瓜，同时有脚气、黄疸、气滞湿阻病的人最好也不要食用。南瓜是发物，所以吃中药期间不要吃南瓜。患感染性疾病和发热症状者不宜食用，以防止病情恶化。

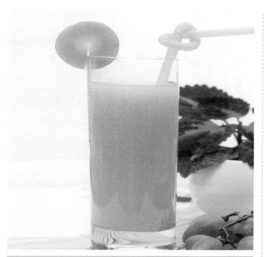

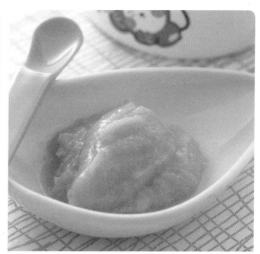

## 推荐菜例 1 南瓜胡萝卜牛奶

**原料** 胡萝卜80克，南瓜50克，脱脂奶粉20克，温开水200毫升

**做法** ①南瓜去皮，切块蒸熟。②胡萝卜洗净去皮，切小丁，脱脂奶粉加温开水调开。③将所有的材料放入榨汁机中，搅拌两分钟即可。

**专家点评** 胡萝卜富含胡萝卜素，人体食用后转变的维生素A有助于增强宝宝的免疫力，同时也是宝宝骨骼正常生长发育的必需物质。南瓜所含果胶还可以保护宝宝的胃肠道黏膜，加强宝宝的胃肠蠕动，帮助食物消化；南瓜中还含有丰富的锌，锌是促进宝宝成长发育的重要物质。将这两种营养丰富的食材加工制作成果汁给宝宝饮用，能补充宝宝身体所需的多种营养。当然，宝宝一天不能吃太多，否则效果会适得其反。

 烹饪常识

南瓜心含有相当于果肉5倍的胡萝卜素，所以在蒸南瓜时，可以尽量利用南瓜心。

## 推荐菜例 2 南瓜牛奶泥

**原料** 南瓜120克，牛奶适量

**做法** ①南瓜去皮去瓤。②锅注水，倒入南瓜煮透。③将南瓜和牛奶一起放入碗中，捣成泥即可。

**专家点评** 南瓜中含有的丰富的B族维生素、维生素C及纤维质，能够提高肠道的免疫力，改善小宝贝由于便秘引起的身体虚弱的症状。牛奶中含有大量蛋白质，也是宝宝成长发育必不可少的物质。由于南瓜含有丰富的β胡萝卜素，注意不可食用过量，否则宝贝就会变成"黄皮"宝贝。

烹饪常识

挑选无疤痕、无黑斑、表面光滑干净的南瓜，可以带皮煮，因为南瓜皮也有补脾胃的功效。

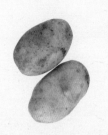

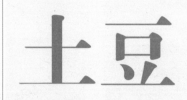

# 土豆
## Tu Dou

【适用量】每天10～30克。

【热量】305千焦/100克

【性味归经】性微寒，味甘。入胃、肠二经。

[别 名] 马铃薯、土芋、山药蛋、地蛋、洋芋。

【主打营养素】

维生素C、膳食纤维

◎土豆含有大量的淀粉以及蛋白质，还有维生素C，能促进脾胃的消化。此外，土豆中的大量膳食纤维也能帮助机体及时排泄代谢毒素，防止便秘，预防肠道疾病的发生。

## ◎食疗功效

土豆具有和胃、活血、消肿等功效，可辅助治疗消化不良、习惯性便秘、神疲乏力等症。土豆富含维生素、钾、纤维素等，可以帮助通便，还可以增强机体的免疫力。土豆含有维生素C，能有效地缓解人体的负面情绪，使人体保持活力。

## ◎选购保存

应选表皮光滑、个体大小一致、没有发芽的土豆。土豆应储存在低温、无阳光照射的地方，可保存2周左右。土豆可以和苹果放在一起，因为苹果产生的乙烯会抑制土豆芽眼处的细胞产生生长素。但土豆不能与红薯放在一块，否则会加速土豆发芽。

## ◎搭配宜忌

| 土豆+黄瓜 土豆+醋 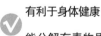 | 有利于身体健康 能分解有毒物质 |
| --- | --- |
| 土豆+西红柿 土豆+石榴  | 易致消化不良 易引起中毒 |

## 营养成分表

| 营养素 | 含量（每100克） |
| --- | --- |
| 蛋白质 | 2克 |
| 脂肪 | 0.2克 |
| 糖类 | 16.5克 |
| 膳食纤维 | 0.7克 |
| 维生素A | 5微克 |
| 维生素C | 27毫克 |
| 维生素E | 0.34毫克 |
| 叶酸 | 未检测 |
| 烟酸 | 1.1毫克 |
| 钙 | 8毫克 |
| 铁 | 0.8毫克 |
| 锌 | 0.37毫克 |
| 磷 | 40毫克 |

## 温馨提示

土豆切开后容易氧化变黑，属正常现象，不会造成危害。由于土豆的生物碱含量很高，孕妇不宜食用，以避免胎儿畸形。去了皮的土豆如不马上烧煮，应浸在凉水里，以免发黑，但不能浸泡太久，否则营养成分会流失。

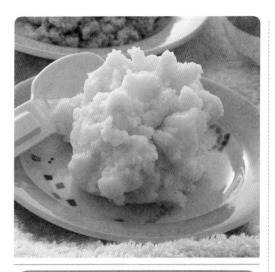

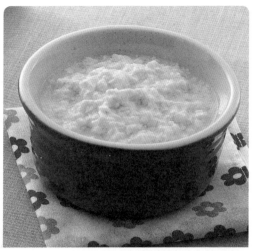

推荐菜例 **1** 土豆泥

| 原料 | 土豆80克

| 做法 | ① 将土豆去皮，洗净，切成小块。② 将土豆块放入蒸锅中煮熟，用勺子碾成泥即可。

| 专家点评 | 土豆含有丰富的淀粉、脂肪、糖类，还含有人体必需的21种氨基酸、多种维生素、胡萝卜素、纤维素以及钙、磷、铁、钾、钠、碘、镁和钼等营养元素，能满足宝宝身体所需的多种营养，促进宝宝的肠胃蠕动，帮助宝宝的骨骼和牙齿健康生长，还能促进宝宝大脑健康发育。

推荐菜例 **2** 米汤土豆羹

| 原料 | 土豆50克，米汤适量

| 做法 | ① 将土豆洗净，去皮后放入锅中用水煮熟。② 将煮熟的土豆碾成泥状。③ 米汤入锅，将土豆泥加入汤中，用小火煮，搅拌成羹状即可。

| 专家点评 | 土豆和米汤混合搅拌，香甜可口，能够引起宝宝的食欲。米汤中含有维生素B1、维生素B2、磷、铁等，还有一定的糖类及脂肪等营养元素，有益气、养阴、润燥的功能，还能帮助宝宝消化和吸收脂肪，对宝宝的健康和发育均有益处。米汤散发的清香能使这道食品味道更醇香，宝宝会更爱吃。

 烹饪常识

　　土豆可以选择老点的，因为老土豆比较容易熟，也比较粉，食用起来口感比较好。

 烹饪常识

　　土豆煮熟后，捞出放入凉开水中，做出的土豆羹味道会更好。存放过久的土豆表面往往有蓝青色的斑点，如在煮土豆的水里放些醋，斑点就会消失。

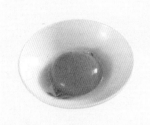

# 蛋黄
## Dan Huang

[别 名] 鸡蛋黄。

【适用量】每天2个。
【热量】1302千焦/100克
【性味归经】性平，味甘。
归心、肾经。

【主打营养素】
卵磷脂、DHA、铁
◎ 鸡蛋黄含有丰富的卵磷脂和二十二碳六烯酸（DHA），对神经的发育有重要作用，可增强记忆力，有健脑益智的功效。蛋黄中还富含人体所需的铁元素，能补充宝宝身体所需的铁质。

## ◎ 食疗功效

蛋黄中的卵磷脂、三酰甘油、胆固醇和卵黄素对宝宝的神经系统和身体发育有很大的作用。

## ◎ 选购保存

看蛋壳：鲜蛋的蛋壳上附着一层白霜。

用手摇：轻轻摇鸡蛋，有水声的是陈鸡蛋。

闻味道：在鸡蛋上哈一口热气，然后闻一闻生鸡蛋的味道，鲜蛋有生石灰的味道。蛋黄不宜单独保存，最好将鲜蛋放在冰箱中存放。

## ◎ 搭配宜忌

| 鸡蛋+西红柿<br>鸡蛋+豆腐 |  | 预防心血管疾病<br>有利于钙的吸收 |
|---|---|---|
| 蛋黄+糖<br>鸡蛋+红薯 |  | 危害健康<br>易致腹痛 |

## 营养成分表

| 营养素 | 含量（每100克） |
|---|---|
| 蛋白质 | 15.2克 |
| 脂肪 | 28.2克 |
| 糖类 | 3.4克 |
| 膳食纤维 | 一 |
| 维生素A | 438微克 |
| 胡萝卜素 | 1.7微克 |
| 烟酸 | 0.1毫克 |
| 维生素C | 一 |
| 维生素E | 5.06毫克 |
| 钙 | 112毫克 |
| 铁 | 6.5毫克 |
| 锌 | 3.79毫克 |
| 硒 | 27.01微克 |

## 温馨提示

不可食用生鸡蛋。生鸡蛋的蛋白质结构致密，有很大部分不能被人体吸收，煮熟后的蛋白质才会变得松软，人体胃肠道才能消化吸收。生鸡蛋有特殊的腥味，会抑制中枢神经，使胃液和肠液等消化液的分泌减少，从而导致食欲不振、消化不良。

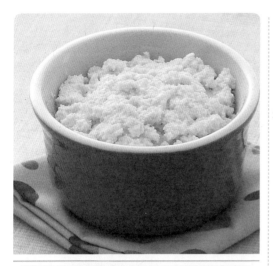

## 推荐菜例 1 蛋黄泥

|原料|鸡蛋两个，配方奶少许

|做法|①鸡蛋洗净表面杂质。②锅置火上，水入锅，放入鸡蛋煮熟。③将煮熟的鸡蛋捞出凉凉，去壳取蛋黄。④将鸡蛋黄与配方奶放入容器内，碾压成泥即可。

|专家点评|一般5~6个月的宝宝就可喂食蛋黄了，有过敏史的宝宝，可以推迟几个月喂。还要添加其他食品，如肉类、肝脏等补充铁质。在给有过敏症状的宝宝制作有蛋黄的辅食时，妈妈可以这样做：将鸡蛋煮20分钟，一定要煮熟，煮透，然后立刻剔除蛋白，取出蛋黄捣碎，再将蛋黄混在宝宝的谷类食物或蔬菜中烹调。

烹饪常识

　　鸡蛋煮的时间过长，蛋黄表面会形成灰绿色硫化亚铁层，蛋白质也会老化，不仅影响食欲，也不易吸收。

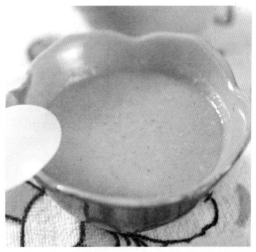

## 推荐菜例 2 蛋黄羹

|原料|鸡蛋两个，骨头汤100毫升

|做法|①锅置火上，倒入适量水，将鸡蛋放入锅中，大火烧煮。②将鸡蛋煮熟后，去壳取蛋黄，压成蛋黄泥。③将骨头汤倒入蛋黄泥中调成糊状即可。

|专家点评|蛋黄中含有丰富的蛋白质、脂肪，包括中性脂肪、卵磷脂、胆固醇等，是宝宝生长发育必需的物质。鸡蛋中还含有丰富的钙、磷、铁等对人体有益的矿物质，其对促进婴儿骨骼生长、脑细胞发育，预防婴幼儿贫血非常有益。骨头汤中不仅含有丰富的钙，还含有宝宝身体发育所需的蛋白质、脂肪、铁、磷等多种营养成分。用营养丰富的骨头汤混合蛋泥调成羹食用，味道鲜美，可以为正在快速发育的宝宝补充钙和铁，还能预防佝偻病和缺铁性贫血。

烹饪常识

　　鸡蛋在形成过程中会带菌，未熟的鸡蛋不能将细菌杀死，容易引起腹泻。因此鸡蛋要经高温后再吃，不要生吃。

# ◎4~6个月宝宝忌吃的食物

小宝宝的肠胃还未完全发育成熟，很多食材都还不能进入宝宝的食谱计划，新爸妈一定要多多注意。

## 味精

**◀ 不宜食用味精的原因**

父母在菜肴中加些味精的做法不仅会增加宝宝肠胃的负担，让宝宝产生美味综合征，还会因为食用味精导致宝宝出现缺锌的症状。味精中含有谷氨酸钠，其能使血液中的锌转变为谷氨酸锌，最后从尿中排出，而锌是大脑发育的重要营养元素之一，人体一旦缺锌，不仅影响大脑发育，还会影响身体的发育。因此，爸爸妈妈在给宝宝制作营养餐时，应尽量避免使用味精等将食品提鲜的调料。

**✕ 忌吃关键词**

谷氨酸钠、缺锌

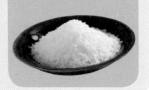

## 食盐

**◀ 不宜食用食盐的原因**

新生儿的肾脏发育不成熟，无法充分排出食盐中的钠。食盐中的钠滞留在体内，不仅容易引起局部水肿，还会增加宝宝将来患高血压的概率。同时，摄入过多的盐分还会导致人体内钾的大量流失，引起心脏肌肉衰弱，最后产生严重的后果。因此，9个月以内的宝宝最好不要食用食盐，9个月以后的宝宝每天食用食盐不应超过1克，1~6岁的宝宝每天不宜超过2克。

**✕ 忌吃关键词**

高钠、钾流失、水肿、高血压

## 胡椒

**◀ 不宜食用胡椒的原因**

胡椒是热性食物，很多家长在宝宝出现腹泻的时候，认为吃点胡椒能缓解宝宝的腹泻，其实，这是不对的。宝宝还小，味觉正处于发育阶段，所食用的辅食味道太重，或味道太丰富，都不适合宝宝味觉的发育。另外，胡椒属辛辣食物，刺激性强，食用后还会引起消化不良、便秘等不适症状。因此，1岁以前的宝宝不宜食用胡椒，1岁以后的宝宝最好少吃。

**✕ 忌吃关键词**

辛辣、刺激、偏食

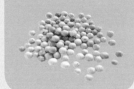

# 菠菜

**不宜食用菠菜的原因**

很多人认为，菠菜中含铁高，多吃菠菜可以避免宝宝出现缺铁性贫血，有助于宝宝的生长发育。其实，菠菜中铁的含量虽然比较高，但实际能被人体吸收的很少，对宝宝补充铁剂、促进造血并没有太大的用处。反而，由于菠菜中含有大量的草酸，而草酸进入人体后，遇到肠胃中的钙质时，会凝固成不易溶解和吸收的草酸钙，影响宝宝对钙质的吸收，而宝宝的骨骼和牙齿的生长发育都离不开大量的钙质。因此，宝宝1岁以前，不宜食用太多的菠菜，爸爸妈妈可以选择苋菜、肝泥等给宝宝补充铁质。

**⊗ 忌吃关键词**

草酸、阻止钙吸收

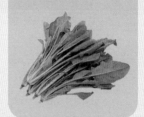

# 紫菜

**不宜食用紫菜的原因**

紫菜的营养价值很高，含有维生素、碘等多种人体所需的营养成分，宝宝适量食用一些紫菜，对身体很有益处，但是，不建议9个月以内的宝宝食用。因为紫菜含有丰富的粗纤维，粗纤维本身难以消化，而宝宝消化功能还不够完善，因此，9个月以内的宝宝不建议食用紫菜。9个月以后的宝宝也不宜多食，食用时，爸爸妈妈要将紫菜弄碎。另外，紫菜味甘、咸，性凉，脾胃虚寒的宝宝也不宜食用紫菜。

**⊗ 忌吃关键词**

粗纤维、难消化

# 蛋白

**不宜食用蛋白的原因**

1岁以内的宝宝胃肠道功能尚未发育完善，肠壁很薄，通透性很高。而蛋白中的白蛋白分子较小，可以直接透过肠壁进入宝宝的血液中，这种异体蛋白为抗原，可以使宝宝的体内产生抗体，再次接触异体蛋白时，宝宝会出现一系列过敏反应性疾病，如湿疹、荨麻疹、喘息性支气管炎等。另外，蛋白中含有一种抗生物素蛋白，在肠道中与生物素结合后，能阻止宝宝对维生素的吸收，造成宝宝维生素缺乏，从而影响宝宝身体健康。因此，在宝宝1岁以前，只宜喂食宝宝蛋黄，不宜喂蛋白。

**⊗ 忌吃关键词**

白蛋白、过敏

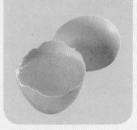

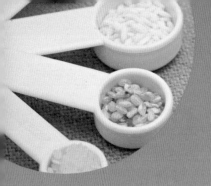

# 第三章

# 7~9个月宝宝饮食宜忌

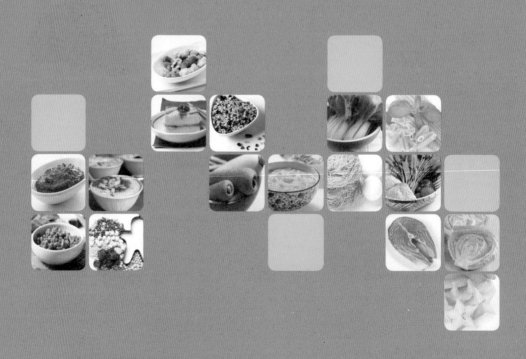

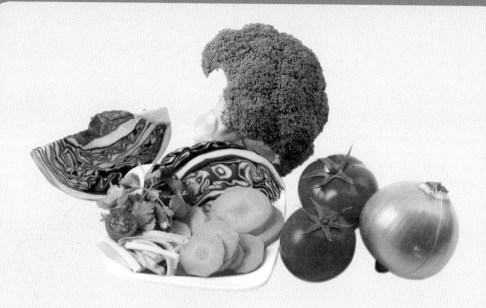

　　7～9个月的宝宝，爸爸妈妈可以为其准备一些烂粥、烂面、鱼泥、肝泥、肉糜、豆腐、水果泥、蒸鸡蛋羹、碎菜和鱼肝油等作为辅食，也可以为其准备一些烤面包片、饼干或馒头片，锻炼宝宝的咀嚼能力，促进牙齿的生长发育。

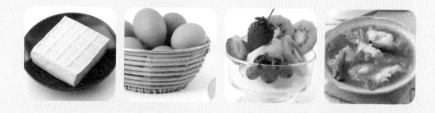

# 7～9个月 宝宝辅食添加注意事项

◎宝宝又长大了一些，他的身上发生了很多变化，爸爸妈妈在惊喜宝宝变化的时候，也需要了解宝宝成长发育中需要注意的细节问题。

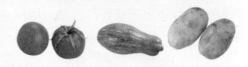

## 1 本阶段的喂养要点

这一阶段，母乳和奶类仍是宝宝的主食。经过前一阶段的辅食添加尝试，多数宝宝已经逐渐适应并接受泥状、糊状等食品，且食量日益增加，从一勺、两勺到小半碗，甚至是一小碗，慢慢能用辅食代替某一时间段的母乳或奶粉。

7个月大的婴儿每天进食的奶量总体不变。此时，大部分宝宝夜间能睡整夜觉而不必喂奶，因此，可以在白天时分3～4次喂食母乳或奶粉。这一阶段，宝宝的乳牙开始萌出，咀嚼食物的能力逐渐增强，因此，辅食的品种可以更丰富一些。

宝宝8个月大的时候，母乳的分泌开始减少，质量开始下降。而这个阶段的宝宝正处于长身体的时期，需要大量的钙才能满足身体发育的需要，因此，不应再把母乳或奶粉作为宝宝单一的主食来源。每天给宝宝喂辅食的次数可以增加到2次，喂食的时间可以分别安排在10时和14时。辅食次数和数量增加的同时，母乳或奶粉喂养的次数要相应减少到3～4次，喂养的时间可以分别安排在宝宝早起、中午、下午和晚上临睡前。

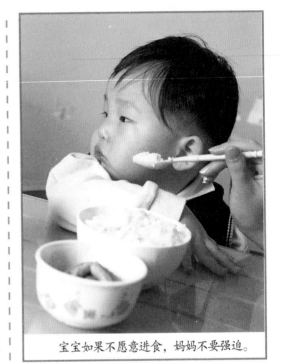

宝宝如果不愿意进食，妈妈不要强迫。

9个月的宝宝，已经可以和大人一样按时进食，每天吃早、中、晚三餐辅食。有的宝宝已经有三四颗小牙，咀嚼能力又进一步提升，此时的辅食，可以适当添加一些相对较硬的食品，如面条、面片、碎菜叶等。此时，母乳或奶粉的喂养次数可以从4次减少到3次，可分别安排在宝宝早起、中午和晚睡前进行。9个月的宝宝在吃鸡蛋时不再局限于蛋黄，已经可以吃整个鸡蛋了。

## 2 宝宝出牙期间需要纠正的不良习惯

在宝宝出牙期间，许多不良的口腔习惯会影响到牙齿的正常排列和上下颌骨的正常发育，从而严重影响宝宝面部的美观。因此在宝宝出牙期间，父母应该注意纠正宝宝的这些不良习惯。

咬物：一些孩子在玩耍时，爱咬物体，如袖口、衣角、手帕等，这样在经常用来咬物的牙弓位置上易形成局部小开牙畸形（即上下牙之间不能咬合，中间留有空隙）。

偏侧咀嚼：一些婴儿在咀嚼食物时，常常固定在一侧，这种一侧偏用一侧废用的习惯形成后，易造成单侧咀嚼肌肥大，而废用侧因缺乏咀嚼功能刺激，使局部肌肉发育受阻，从而使面部两侧发育不对称，造成偏脸或歪脸现象。

吮指：婴儿一般从3～4个月开始，常有吮指习惯，一般在2岁左右逐渐消失。由于手指经常被含在上下牙弓之间，牙齿受到压力，使牙齿往正常方向长出时受阻，故形成局部小开牙。同时由于经常做吸吮动作，两颊收缩使牙弓变窄，形成上前牙前突或开唇露齿等不正常的牙颌畸形。

张口呼吸：张口呼吸时上颌骨及牙弓易受到颊部肌肉的压迫，会限制颌骨的正常发育，使牙弓变得狭窄，前牙相挤排列不下引起咬合紊乱，严重的还可出现下颌前伸，下牙盖过上牙的情况，即俗称的"兜齿""瘪嘴"。

## 3 不宜只让婴儿喝鱼汤和肉汤

宝宝长到七八个月时，已经能吃一些鱼肉、肉末、肝末等食物，但不少父母仍只给宝宝喝汤，不让吃肉。这样做主要是父母低估了宝宝的消化能力，认为宝宝还没有能力去咀嚼和消化食物。也有的父母认为汤的味道鲜美，营养都在汤里面。其实这些看法都是错误的，这样做只会限制宝宝摄取更多的营养。

用鱼、鸡或猪等动物性食物煨汤，确实有一些营养成分会溶解在汤内，它们含有少量的氨基酸、肌酸、肉精、钙等，增加了汤的鲜味，但大部分的精华，像蛋白质、脂肪、无机盐都还留在肉内。肉类食物主要的营养成分是蛋白质，蛋白质遇热后会变性凝固，绝大部分都在肉里，只有少部分可溶性蛋白质跑到汤里去了。

科学而经济的喂养方法，应该是在补充肉类食物时，既让婴儿喝汤又要让其吃肉。因为鲜肉汤中的氨基酸可以刺激胃液分泌，增进食欲，帮助婴儿消化。而肉中丰富的蛋白质等更能提供婴儿所需的营养。尤其这些都是优质蛋白质，能促进宝宝的生长发育，使肌肉长得结实，免疫力增强，可以减少各种疾病的发生，保证宝宝健康成长。

7~9个月的宝宝，对食材还有很多禁忌，具体哪些食材适合作为宝宝的食物，如何制作能给宝宝提供更多的营养，爸爸妈妈来了解一下吧。

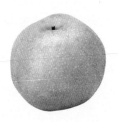

# 梨
## Li

[别 名] 鸭梨。

【适用量】每天1个为宜。

【热量】200千焦/100克

【性味归经】性凉，味甘、微酸。入肺、心、胃经。

## 【主打营养素】

B族维生素、糖类

◎梨水分充足，含有丰富的B族维生素，可以促进宝宝肝脏的代谢。梨中还富含糖类，能够维持大脑功能必需的能源，还可以提供膳食纤维，有利于肠道的健康。

## ◎食疗功效

梨具有止咳化痰、清热降火、养血生津、润肺去燥等功效，对反胃吐食、口渴便秘、眼红肿痛也有很好的辅助治疗效果，还能利大小便，醒酒解毒，尤其对小儿风热、咽干喉痛、大便燥结等症状有很好的食疗效果。梨中富含的多种维生素、矿物质和糖类能够帮助器官排毒、净化，促进血液循环和钙质的输送，维持机体的健康。

## 选购保存

梨以表皮光滑、无孔洞虫蛀、无碰撞伤、能闻到果香的为佳。保存时，置于室内阴凉角落处即可，如需冷藏，可装在纸袋中放入冰箱储存2~3天。

## ◎搭配宜忌

| 梨+姜汁 梨+蜂蜜 | ✓ | 止咳去痰 缓解咳嗽 |
| --- | --- | --- |
| 梨+开水 梨+螃蟹 | ✗ | 刺激肠胃，导致腹泻 引起腹泻，损伤肠胃 |

## 温馨提示

梨肉脆汁多、酸甜可口，营养丰富，有益健康，常吃可改善呼吸系统和肺功能，保护肺部免受空气中灰尘和烟尘的侵害，一般人都可食用。但是，由于梨性寒凉，不宜多吃，脾胃虚寒、发热者宜加冰糖煮水服用。

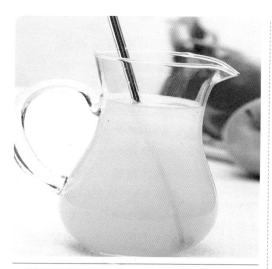

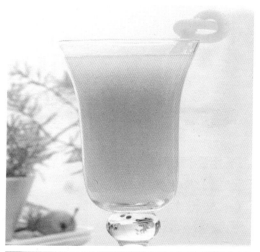

## 推荐菜例 1 白萝卜煮梨汁

|原料| 白萝卜半个，梨半个

|做法| ①将白萝卜和梨洗净，白萝卜切丝，梨切薄片。②将白萝卜丝倒入锅中，加适量水烧开，用小火煮10分钟，放入梨片再煮5分钟，取汁即可。

|专家点评| 白萝卜富含蛋白质、维生素C、铁冬素等营养成分，具有止咳润肺、帮助消化等保健作用。梨含有一定量的蛋白质、脂肪、胡萝卜素、维生素B$_1$、维生素B$_2$及苹果酸等营养成分，不仅可以帮助宝宝补充维生素和矿物质，同时对咳嗽的宝宝也有辅助治疗作用。其含有的胡萝卜素对宝宝的眼睛也大有益处，还对大便干燥的宝宝有很好的食疗功效，能够帮助宝宝顺利排便。

 烹饪常识

　　为防止农药危害宝宝健康，妈妈在给宝宝食用梨以及其他水果时，最好洗净削皮再给宝宝食用。

## 推荐菜例 2 水梨汁

|原料| 水梨250克，葡萄糖适量

|做法| ①水梨洗净削皮，去核后切小块。②将水梨块放入电动搅拌机中，搅打过滤成汁。③将开水、水梨汁倒进奶瓶，加葡萄糖拌匀即可。

|专家点评| 梨的汁水丰富，清热降火、润肺去燥的功效较好，特别是在夏季，吃奶的宝宝比较容易上火，所以适量喝点水梨汁能够很好地清热去火，帮助宝宝润肠通便。而且加上水梨味道甘甜，口感较好，宝宝比较爱喝。适量的葡萄糖又能够及时补充宝宝体内的糖分和水分，还能直接参与体内的新陈代谢，是宝宝去火消食的佳品。

烹饪常识

　　用刀去梨核不是很方便，可以先将梨一分为二，然后用铁质的调羹沿着梨核开挖，这样就比较便捷。

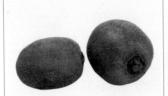

# 猕猴桃

## Mi Hou Tao

【适用量】每天半个。

【热量】224千焦/100克

【性味归经】性寒，味甘、酸。入胃、肾、膀胱经。

[别 名] 奇异果、藤梨、杨桃藤、猕猴梨、猴子梨、羊桃、野梨。

【主打营养素】

维生素C、膳食纤维

◎猕猴桃含有丰富的维生素C，维生素C可强化机体的免疫系统，促进伤口愈合和对铁质的吸收。猕猴桃还含可溶性膳食纤维，不但能够促进宝宝消化吸收，还能清热降火，润燥通便。

## ◎食疗功效

猕猴桃具有生津解热、止渴利尿、滋补强身的功效，具有提高免疫力、抗癌、抗肿消炎的功能，对食欲不振、消化不良等症有良好的改善作用。猕猴桃含有的血清具有稳定情绪、镇静心情的作用。猕猴桃中富含的肌醇及氨基酸，还可抑制抑郁症，补充脑力所消耗的营养。

## ◎选购保存

要选择果实饱满、绒毛尚未脱落的果实，过于软的果实不要买。还未成熟的果实可以和苹果放在一起，有催熟作用，保存时间不宜太长，应尽快食用。存放时应挑选柔软可食用的猕猴桃，将硬的猕猴桃放入箱子中保存。

## 营养成分表

| 营养素 | 含量（每100克） |
|---|---|
| 蛋白质 | 0.8克 |
| 脂肪 | 0.6克 |
| 糖类 | 11.9克 |
| 膳食纤维 | 2.6克 |
| 维生素A | 22微克 |
| 维生素C | 62毫克 |
| 维生素E | 2.43毫克 |
| 叶酸 | 未检测 |
| 烟酸 | 0.3毫克 |
| 钙 | 27毫克 |
| 铁 | 1.2毫克 |
| 锌 | 0.57毫克 |
| 磷 | 26毫克 |

## ◎搭配宜忌

| | | |
|---|---|---|
| 猕猴桃+蜂蜜 |  | 清热生津、润燥止渴 |
| 猕猴桃+生姜 | | 清热和胃 |
| 猕猴桃+黄瓜 |  | 破坏维生素C |
| 猕猴桃+胡萝卜 | | 破坏维生素C |

## 温馨提示

虽然猕猴桃能补充人体所需的多种营养元素，但是，猕猴桃性寒，易引起腹泻，因此不宜多食，脾胃虚寒者更应慎食。另外，个别宝宝会对猕猴桃产生过敏反应，父母第一次喂食时，应少喂食，注意观察宝宝食用后的反应。

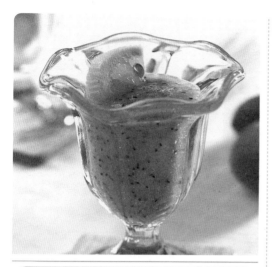

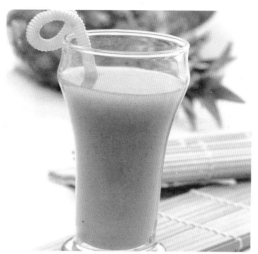

## 推荐菜例 ① 猕猴桃汁

|原料| 猕猴桃3个，柠檬半个

|做法| ① 猕猴桃用水洗净，去皮，每个切成4块。② 果汁机中放入柠檬、猕猴桃搅打均匀。③ 把搅打好的果汁倒入杯中即可。

|专家点评| 猕猴桃美味可口，营养丰富、均衡，被人们称为"超级水果"。猕猴桃果实肉肥汁多、清香鲜美，它除含有丰富的维生素C、维生素A、维生素E以及钾、镁、纤维素之外，还含有其他水果比较少见的营养成分——叶酸、胡萝卜素、钙、黄体素、氨基酸、天然肌醇，宝宝适量食用，可强化免疫系统，促进伤口愈合和对铁质的吸收。

### 烹饪常识

猕猴桃除了对半切开用勺子挖出果肉外，还有一种方法就是先用刀将猕猴桃头尾去除，然后用牙签顺着果肉和果皮间隙处挖。

## 推荐菜例 ② 猕猴桃柳橙汁

|原料| 猕猴桃两个，柳橙两个

|调料| 糖水30毫升

|做法| ① 将猕猴桃洗净，对切，挖出果肉；柳橙洗净，切成块。② 将猕猴桃和块状的柳橙以及糖水放入榨汁机中，榨汁即可。

|专家点评| 猕猴桃含有优良的膳食纤维和丰富的抗氧化物质，能够润燥通便，可帮助快速清除体内堆积的有害代谢产物，防治大便秘结。柳橙也含有丰富的膳食纤维、维生素A、B族维生素、维生素C、磷、苹果酸等，还含有抗氧化成分，可以增强人体免疫力。猕猴桃和柳橙一起榨的果汁，味道甜美，能促进宝宝消化和吸收，增强宝宝身体免疫力。

### 烹饪常识

柳橙巧去皮：可以先用小刀或者牙签在柳橙皮上顺着柳橙从上到下划开，可依次划4~5条印记，然后直接顺着印记将皮拨开就可以了。

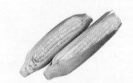

【适用量】每天10~20克（最好是玉米糊或者玉米面）。

【热量】820千焦/100克

【性味归经】性平，味甘、淡。归胃、大肠经。

# 玉米
## Yu Mi

[别 名] 苞谷、珍珠米、玉高粱、御麦、西番麦、苞米。

## ◎食疗功效

玉米具有开胃益智、增强记忆力的作用，玉米中含有一种特殊的抗癌物质——谷胱甘肽，它进入人体内可与多种致癌物质结合，使其失去致癌性。玉米含有丰富的纤维素，不但可以刺激肠蠕动，防止便秘，还可以促进胆固醇的代谢，加速肠内毒素的排出。玉米还含有丰富的B族维生素、烟酸等，能保护神经传导和胃肠功能。

## ◎选购保存

玉米以玉米粒整齐、饱满、无缝隙、色泽金黄、表面光亮的为佳。玉米棒可风干水分保存。如需保持新鲜的玉米，可留3层玉米的内皮，不去玉米须，不清洗，放入保鲜袋或塑料袋中，封口，放入冰箱。

## ◎搭配宜忌

| | | |
|---|---|---|
| 玉米+大豆<br>玉米+花菜 | 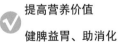 | 提高营养价值<br>健脾益胃、助消化 |
| 玉米+田螺<br>玉米+红薯 |  | 引起中毒<br>造成腹胀 |

## 营养成分表

| 营养素 | 含量（每100克） |
|---|---|
| 蛋白质 | 4克 |
| 脂肪 | 1.2克 |
| 糖类 | 19.9克 |
| 膳食纤维 | 2.9克 |
| 维生素A | — |
| 维生素C | 16毫克 |
| 维生素E | 0.46毫克 |
| 叶酸 | 未检测 |
| 烟酸 | 1.8毫克 |
| 钙 | — |
| 铁 | 1.1毫克 |
| 锌 | 0.9毫克 |
| 磷 | 117毫克 |

## 温馨提示

玉米的营养并不全面，如果只把玉米作为宝宝的主食会导致营养不良，不利于宝宝的成长。但是，玉米中的某些营养成分又是其他食物无法替代的，因此，父母可将玉米制作成点心或零食让宝宝食用。

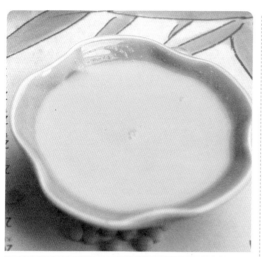

## 推荐菜例 1 牛奶玉米汁

|原料| 玉米粒200克，牛奶100毫升

|调料| 糖少许

|做法| ① 将玉米洗净。② 将牛奶和洗净的玉米倒入豆浆机中，按"米浆"即可。③ 待玉米牛奶汁制作好后，倒入碗中加少许糖调味即可。

|专家点评| 玉米粥中含有大量的植物纤维，可以增加肠蠕动，防止便秘，还可以促进胆固醇的代谢，加速肠内毒素的排出。制作成米浆的玉米很容易消化，且玉米的营养丰富，其中的维生素E、镁、锌、磷等物质，都是人体生长发育不可缺少的矿物质元素。牛奶中含有丰富的优质的蛋白质、脂肪、糖类、钙、磷、铁及维生素A、维生素D、维生素$B_1$、维生素$B_2$和尼克酸等。用牛奶与玉米浆合煮熬成的粥，可以促进宝宝的生长发育，让宝宝既健康又聪明。

 烹饪常识

可以选择在粥中加入适量的枣泥，这样会增加粥的口感，宝宝会更爱吃。

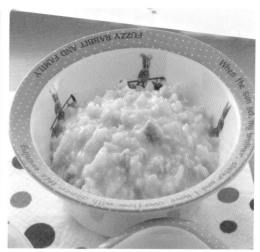

## 推荐菜例 2 玉米碎肉粥

|原料| 大米10克，玉米粒、猪瘦肉各50克

|调料| 盐少许

|做法| ① 大米洗净，加水浸泡10分钟；玉米粒洗净；猪瘦肉洗净剁碎。② 水入锅，烧开后放入大米、玉米粒和猪瘦肉。③ 煮稠成粥后，加少许盐调味，盛碗即可。

|专家点评| 这个阶段的宝宝消化能力还不是很好，猪瘦肉相对肥肉而言，更容易消化吸收。另外，瘦肉中含有丰富的蛋白质和脂肪，能补充宝宝身体所需的热量和脂肪。玉米是粗粮中的佳品，含有蛋白质、脂肪、淀粉、钙、磷、铁、维生素以及胡萝卜素等身体所需的营养元素，且颜色艳丽，更容易引起宝宝的食欲。二者同大米熬煮成的粥，含有人体所需的淀粉、糖类、维生素等多种营养成分，能使宝宝的身体更强壮。

烹饪常识

剥玉米粒的时候，可以用叉子顺着玉米的纹路往下推，玉米粒就能又快又完整地剥下来了。

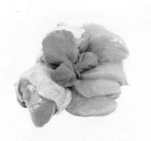

# 鸡肉

## Ji Rou

[别 名] 家鸡肉、母鸡肉。

【适用量】每天10~30克。

【热量】648千焦/100克

【性味归经】性平、温，味甘。归脾、胃经。

【主打营养素】

蛋白质、维生素E

◎鸡肉内含有的蛋白质是促进体内新陈代谢的重要物质，有利于宝宝骨骼和牙齿的健康生长。鸡肉中还含有大量的维生素E，能够保护宝宝的皮肤免受紫外线和污染的伤害。

## ◎食疗功效

鸡肉具有健脾胃、益五脏、补精添髓等功效，可以增强体力，强壮身体。冬季多吃可以提高自身的免疫力，还有助于缓解感冒引起的鼻塞、咳嗽等症状。鸡皮中还含有大量的胶原蛋白，能保持肌肤的弹性和水嫩。鸡肉对营养不良、畏寒怕冷、乏力疲劳、虚弱等症有很好的食疗作用。

## ◎选购保存

新鲜的鸡肉肉质紧密，颜色粉红且有光泽，鸡皮呈米色，并有光泽和张力，毛囊突出。注过水的鸡，翅膀下一般有红针点或呈乌黑色，其皮层有打滑的现象，肉质也特别有弹性。购买的鸡肉如一时吃不完，最好将剩下的鸡肉煮熟保存。

## 营养成分表

| 营养素 | 含量（每100克） |
|---|---|
| 蛋白质 | 19.3克 |
| 脂肪 | 9.4克 |
| 糖类 | 1.3克 |
| 膳食纤维 | 一 |
| 维生素A | 48微克 |
| 维生素C | 一 |
| 维生素E | 0.67毫克 |
| 叶酸 | 未检测 |
| 烟酸 | 5.6毫克 |
| 钙 | 9毫克 |
| 铁 | 1.4毫克 |
| 锌 | 1.09毫克 |
| 磷 | 156毫克 |

## ◎搭配宜忌

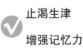

| | | |
|---|---|---|
| 鸡肉+人参 | ✔ | 止渴生津 |
| 鸡肉+金针菇 | | 增强记忆力 |

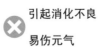

| | | |
|---|---|---|
| 鸡肉+大蒜 | ✘ | 引起消化不良 |
| 鸡肉+芹菜 | | 易伤元气 |

## ◎温馨提示

鸡屁股是淋巴腺体集中的地方，含有多种病毒、致癌物质，所以不可食用。鸡肉中磷的含量较高，为避免影响铁元素的吸收，患者在服用补铁剂时暂不要食用鸡肉。

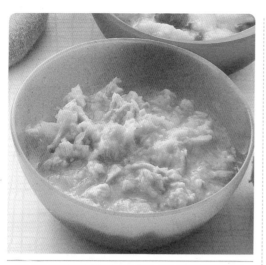

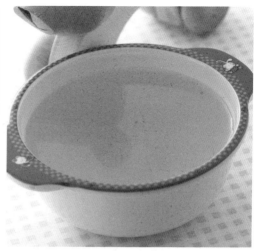

## 推荐菜例 1 蔬菜鸡肉麦片糊

**|原料|** 速溶麦片50克，鸡骨高汤100毫升，白菜、鸡腹肉各适量

**|调料|** 盐3克

**|做法|** ①白菜洗净，撕成小片；鸡腹肉收拾干净，剁细后加盐腌渍入味。②将白菜与鸡腹肉放入碗中抓匀，上蒸笼蒸熟，取出。③将鸡骨高汤加热，加入速溶麦片，倒入蒸熟的白菜与鸡腹肉中，搅成糊即可。

**|专家点评|** 白菜含有丰富的粗纤维，不但能起到润肠排毒的作用，还能刺激肠胃蠕动，促进大便排泄，帮助消化。鸡肉中富含大量的蛋白质和维生素，能增强宝宝的食欲，促进宝宝的骨骼发育。麦片又是粗粮食品，也含有大量的膳食纤维，有助于宝宝排便，对宝宝肠胃的健康能起到很好的促进作用，是宝宝健康成长发育的重要辅食之一。

### 烹饪常识

鸡肉用药膳炖煮，营养更全面。带皮的鸡肉含有较多的脂类物质，较肥的鸡应该去掉鸡皮再烹制。

## 推荐菜例 2 鸡骨高汤

**|原料|** 鸡胸骨400克

**|调料|** 盐少许

**|做法|** ①鸡胸骨洗净，用刀背稍打裂。②净锅倒入水，下鸡胸骨氽水去血渍，捞出洗净。③在瓦煲内倒入500毫升清水，放入鸡胸骨煮透，过滤出汤汁，加盐调味，凉后刮出表面油脂即可饮用。

**|专家点评|** 鸡肉中含有维生素E，蛋白质的含量也较高，鸡肉对营养不良、畏寒怕冷、乏力疲劳有很好的食疗作用。鸡肉还可以增强宝宝自身对病毒的抵抗力，加之煲成高汤之后，更加易于宝宝对营养的吸收，过滤出的汤汁又去除了表面的油脂，宝宝喝起来就不会那么油腻。这是一款帮助宝宝骨骼健康生长的汤品。

### 烹饪常识

烹饪鸡肉时，激素会从鸡骨头中渗出，这是因为其中含铁，不可以食用。鸡骨周围发黑说明熟鸡肉有激素，建议不要食用。

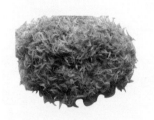

# 虾皮
## Xia Pi

【适用量】每天5~15克。
【热量】640千焦/100克
【性味归经】性温，味甘、咸。归肝、肾经。

[别名] 中国毛虾皮、日本毛虾皮。

【主打营养素】

钙、镁

◎虾皮中含有丰富的蛋白质和矿物质，尤其是钙的含量极为丰富，有"钙库"之称，能促进宝宝骨骼的发育和身体健康成长。虾皮中含有丰富的镁元素，能保护人体的心血管系统。

## ◎食疗功效

虾皮的矿物质种类丰富，除了含有陆生、淡水生物缺少的碘元素外，铁、钙、磷的含量也很丰富。虾皮具有补肾、理气、开胃的功效，还有镇定作用，常用来治疗神经衰弱、植物神经功能紊乱等症。虾皮中含有丰富的镁元素，对预防动脉硬化、高血压有一定的作用，对提高宝宝和老年人的食欲和增强体质都很有好处。

## ◎选购保存

市售虾皮有两种，一种是生晒虾皮，另一种是熟煮虾皮。前者无盐分，鲜味浓，口感好，可长期存放。买时要注意色泽，以色白明亮、有光泽、个体完整者为佳。宜放入干燥、密闭的容器里保存。

## ◎营养成分表

| 营养素 | 含量（每100克） |
|---|---|
| 蛋白质 | 30.7克 |
| 脂肪 | 2.2克 |
| 糖类 | 2.5克 |
| 膳食纤维 | 未检测 |
| 维生素A | 19微克 |
| 维生素C | 未检测 |
| 维生素E | 0.92毫克 |
| 叶酸 | 20.7微克 |
| 烟酸 | 3.1毫克 |
| 钙 | 991毫克 |
| 铁 | 6.7毫克 |
| 锌 | 1.93毫克 |
| 磷 | 582毫克 |

## ◎搭配宜忌

| 虾皮+豆腐<br>虾皮+白菜 |  | 有利于消化<br><br>增强机体免疫力 |
|---|---|---|
| 虾皮+虾皮<br>虾皮+菠菜 |  | 易致中毒<br><br>影响钙质的吸收 |

## 温馨提示

虾皮营养丰富，是宝宝补钙的主要食材之一。一般人群都可食用；患过敏性鼻炎、支气管炎、反复发作性过敏性皮炎的老年人不宜吃虾皮。虾为动风发物，患有皮肤疥癣者忌食。

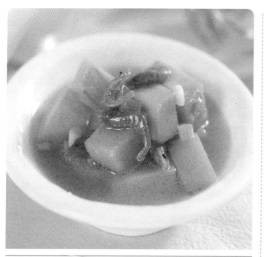

**推荐菜例 1　南瓜虾皮汤**

|原料| 南瓜400克，虾皮20克

|调料| 食用油适量

|做法| ①南瓜洗净切块。②食用油爆香后，放入南瓜块稍炒，加入虾皮，再炒片刻。③添水煮成汤，煮熟即可吃南瓜喝汤。

|专家点评| 虾皮富含多种矿物质元素，特别是虾皮中的钙含量很丰富，能够促进宝宝的骨骼发育，还可改善宝宝因缺钙而导致的生长迟滞、情绪不稳定、睡眠质量差等症状。虾皮中还富含镁，能够保护宝宝的心血管系统。南瓜中丰富的类胡萝卜素，人体吸收后可转化成具有重要生理功能的维生素A，对维持正常视觉、促进骨骼的发育具有重要作用。南瓜还能提高宝宝的免疫功能，促进细胞因子生成。这道辅食对宝宝的健康大有益处。

 烹饪常识

　　南瓜在切块的时候，不宜切得太大，否则很难煮熟，宜切成小块。

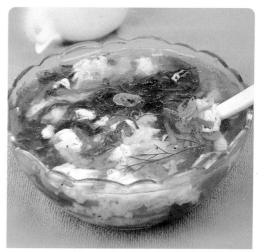

**推荐菜例 2　虾皮紫菜蛋汤**

|原料| 紫菜12克，虾皮8克，鸡蛋1个，南瓜15克

|做法| ①将紫菜稍泡；虾皮洗净；鸡蛋打入盛器内搅匀；南瓜去皮、去子，洗净后切丝备用。②净锅上火倒入水，下入紫菜、虾皮、南瓜煲至汤沸，浇入蛋液煲至熟即可。

|专家点评| 南瓜中富含多种维生素及矿物质元素，可以增强宝宝的免疫力。紫菜中B族维生素含量较高，特别是在陆生植物中几乎不存在的维生素B12含量很高，维生素B12对活跃脑神经有很好的效果。鸡蛋几乎含有人体需要的所有营养物质，鸡蛋黄中的卵磷脂、三酰甘油、胆固醇和卵黄素，对宝宝神经系统和身体发育有很大的作用。虾皮也可帮助宝宝补充身体成长所需要的钙。四者搭配煮成汤，更加有利于宝宝对营养的吸收。

烹饪常识

　　洗紫菜的时候最好向一个方向搅动，这样能轻松地把紫菜里的沙洗干净。

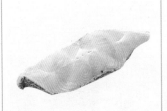

# 鳕鱼

## Xue Yu

[别 名] 鳘鱼、大头青、大口鱼、大头鱼。

【适用量】每天20~30克。

【热量】352千焦/100克

【性味归经】性平，味甘。归肝、肠经。

【主打营养素】

蛋白质、镁

◎鳕鱼的鱼脂中含有球蛋白、白蛋白及磷的核蛋白，还含有儿童发育所必需的各种氨基酸，易被消化吸收，对宝宝大脑发育、智力和记忆力增长都有促进作用。

## ◎食疗功效

鳕鱼含丰富的蛋白质、维生素A、维生素D、钙、镁、硒等营养元素，营养丰富，肉味甘美。鳕鱼低脂肪、高蛋白、刺少，具有高营养、低胆固醇、易于被人体吸收等优点。鳕鱼的肝脏含油量高，除了富含普通鱼油所含有的二十二碳六烯酸（DHA）、二十二碳五烯酸（DPA）外，还含有人体所必需的维生素A、维生素D、维生素E和其他多种维生素。鳕鱼鱼肝油中这些营养成分的比例，正是人体每日所需要量的最佳比例。

## ◎选购保存

新鲜鳕鱼以颜色雪白且未解冻的为宜，新鲜的鳕鱼摸起来饱满结实，不会析出太多油脂。在保存时，可以把盐撒在鱼肉上，然后用保鲜膜包起来，放入冰箱冷冻室，这样不仅可以去腥，抑制细菌繁殖，而且能增添鳕鱼的美味，并延长保存期。

## ◎搭配宜忌

| 鳕鱼+咖喱 鳕鱼+辣椒 ✓ | 帮助消化 增进食欲 |

| 鳕鱼+香肠 ✗ | 损害肝功能 |

## 营养成分表

| 营养素 | 含量（每100克） |
|---|---|
| 蛋白质 | 20.4克 |
| 脂肪 | 0.5克 |
| 糖类 | 0.5克 |
| 膳食纤维 | — |
| 维生素A | 14微克 |
| 维生素C | — |
| 维生素E | — |
| 叶酸 | 未检测 |
| 烟酸 | 2.7毫克 |
| 钙 | 42毫克 |
| 铁 | 0.5毫克 |
| 锌 | 0.86毫克 |
| 磷 | 232毫克 |

## 温馨提示

鳕鱼为冷水鱼，富含可溶性钙，具有极高的生物安全性，易被人体吸收，因此，很适合宝宝食用。但是，目前市场上有假鳕鱼出售，以龙鳕鱼、水鳕鱼冒充鳕鱼，其实这些鱼都是油鱼，食用后可能会造成腹泻，所以在购买时要注意辨别。

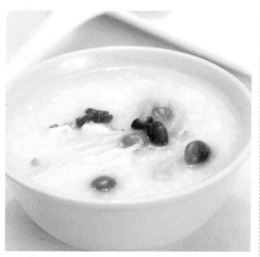

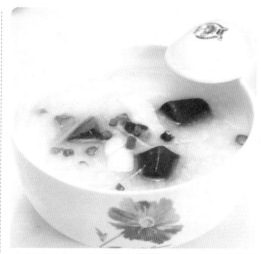

| 推荐菜例 1 | 鳕鱼蘑菇粥 |

**原料** 大米80克，冷冻鳕鱼肉50克，蘑菇20克，青豆20克，枸杞适量

**调料** 盐、姜丝适量

**做法** ①大米洗净；鳕鱼肉洗净，用盐腌渍去腥；青豆、蘑菇洗净。②锅置火上，放入大米，加适量的清水煮至五成熟。③放入鳕鱼、青豆、蘑菇、姜丝、枸杞煮至粥黏稠即可。

**专家点评** 蘑菇中维生素D的含量很丰富，有益于宝宝的骨骼健康。蘑菇中纤维素含量也超过一般蔬菜，能有效防止便秘，其还含有一种蛋白，能有效地阻止癌细胞合成，具有一定的抗癌作用。鳕鱼中也含有促进宝宝智力发育的营养元素，食用后有益于宝宝的大脑健康发育。经常食用这款粥，还能增强宝宝的抵抗力。

鳕鱼切片时，一定要用推拉刀切，鱼片才不会被切破。

| 推荐菜例 2 | 鳕鱼猪血粥 |

**原料** 大米80克，猪血30克，鳕鱼30克

**调料** 盐、姜丝、葱、料酒少许

**做法** ①将大米淘洗干净，放入清水中浸泡；猪血用料酒腌渍，洗净切小块；鳕鱼洗净切小块，用盐腌渍去腥。②锅置火上，放入大米，加适量的清水煮至五成熟。③放入鳕鱼、猪血、姜丝煮至米粒开花，依据个人口味撒上葱花即可。

**专家点评** 猪血中含铁量较高，而且以血红素铁的形式存在，容易被人体吸收利用，处于生长发育阶段的宝宝吃些猪血，可以防治缺铁性贫血。猪血所含的锌、铜等微量元素，具有提高免疫功能的作用。鳕鱼含有丰富的蛋白质、维生素A、维生素D、钙、镁、硒等营养元素，营养丰富，肉味甘美。这款粥能很好地补充宝宝成长发育所需要的营养。

因猪血腥味较重，烹调时应用料酒腌渍，配葱、姜等调味。

# ◎7~9个月宝宝忌吃的食物

很多常见的食材营养丰富，看似也没有特别的禁忌，但其实并不适合7~9个月的宝宝食用，对这些食材，爸爸妈妈一定要了解清楚。

## 牛奶

### ⏸ 不宜喝牛奶的原因

1岁以内的宝宝不宜喝牛奶，因为宝宝的胃肠道、肾脏等系统发育尚不成熟，而牛奶中的蛋白质、矿物质等成分较高，不仅会加重宝宝肝、肾脏的负担，导致宝宝出现慢性脱水、大便干燥、上火等症状，还会影响宝宝对其他营养成分的吸收。另外，牛奶中的脂肪主要是动物性饱和脂肪，这种脂肪会刺激宝宝的肠道，使肠道发生慢性隐性失血。1岁以内的宝宝要禁食牛奶，最好宝宝2岁以后再喝。

### ❌ 忌吃关键词

蛋白质、矿物质、动物性饱和脂肪

## 醋

### ⏸ 不宜食用醋的原因

醋是有刺激性的酸性食物，对肠胃有一定的刺激作用。宝宝的胃肠道等消化系统还不够完善，受到刺激很容易出现腹泻等不良症状。另外，酸性食物会损伤牙齿，食用过多会增加宝宝日后牙齿易于酸痛的隐患。因此，1周岁以内的宝宝最好不要食用醋类物质，1岁以后食用时，也应用水稀释。

### ❌ 忌吃关键词

刺激性

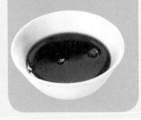

## 竹笋

### ⏸ 不宜食用竹笋的原因

新鲜竹笋中含有大量人体难以溶解的草酸，草酸会在胃肠道中与其他食物中的钙质结合，生成草酸钙，过量食用竹笋会对宝宝的泌尿系统和肾脏不利。宝宝身体各脏器还未发育完善，骨骼和牙齿的发育都需要大量的钙，大脑发育需要适量的锌，而竹笋中的草酸会影响人体对钙、锌的吸收，2岁以前的宝宝如果食用过多，会导致缺钙、缺锌。因此，1岁前的宝宝最好不要食用竹笋，1岁以后的宝宝不宜多吃。

### ❌ 忌吃关键词

草酸

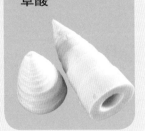

# 海带

忌吃关键词

胶质、粗纤维

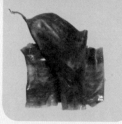

海带是一种营养价值很高的蔬菜，含有丰富的维生素、糖类、钙、铁等多种人体所需的营养元素，但是，不建议9个月以内的宝宝食用。因为海带中含有大量的胶质和粗纤维，这些物质都很难消化，而宝宝还小，消化功能还不够健全，食用海带很容易造成消化不良，引起腹痛、腹胀等症状。另外，海带中含有丰富的碘，而宝宝的肾脏功能还未发育完善，无法排除体内多余的碘元素，过多的碘又容易引起甲状腺功能障碍。因此，建议宝宝1岁以后再食用海带。

# 辣椒

不宜食用辣椒的原因

忌吃关键词

辣椒素

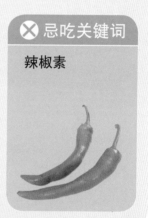

宝宝的消化器官还没有发育成熟，对于辛辣食物的耐受性差，而辣椒属于大辛大热之物，食用后会影响宝宝的正常生理功能。因为辣椒中含有的辣椒素很容易消耗肠道水分而使胃腺体分泌减少，造成胃痛、肠道干燥、痔疮、便秘。另外，辣椒中还含有麻木神经的物质，食用过多会对宝宝的神经造成影响。因此，1岁以内的宝宝最好不要食用辣椒，1岁以后的宝宝可以适量食用一些不辣的灯笼椒。

# 花椒

不宜食用花椒的原因

忌吃关键词

辛辣、不利于味蕾发育

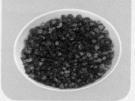

花椒味辛，性温，有小毒，归脾、胃、肾经，是辛辣的调料，虽然可以除各种肉类的腥膻气味，能促进唾液分泌，增加食欲，但是不建议宝宝食用。一方面，花椒容易消耗肠道水分而使胃腺体分泌减少，造成人体肠道干燥、便秘等症状；另一方面，宝宝的味蕾很敏感，且处于发育阶段，花椒的口味太重，食用过多易造成宝宝口味偏重，不利于宝宝味蕾的发育。因此，2岁以内的宝宝不宜食用花椒，2岁后的宝宝也不宜多食。

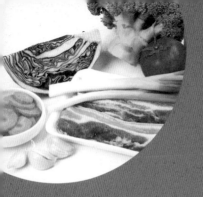

# 第四章

# 10～12个月宝宝
# 饮食宜忌

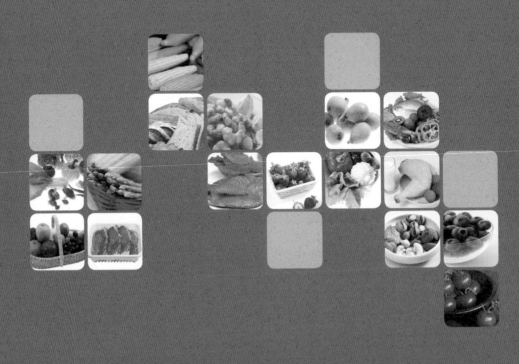

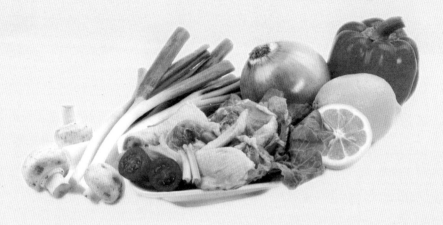

　　10～12个月的宝宝，爸爸妈妈可以为其制作一些烂饭、馒头、饼干及肉末、碎菜和水果等食物，丰富食物种类；还可以适当增加宝宝的食量，每日喂食两三次辅食，代替一二次母乳，以补充宝宝身体发育所需的营养元素。

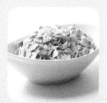  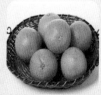 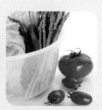

# 10～12个月

## 宝宝辅食添加注意事项

◎宝宝快1岁了，身体各方面有了显著的变化，对于此阶段宝宝的喂养，有什么需要注意的呢？爸爸妈妈可以仔细了解一下。

## 1 本阶段的喂养要点

10～12个月的宝宝，每天的营养绝大多数来源于辅食，而此时的宝宝，已经有了五六颗乳牙，咀嚼能力进一步提升。在宝宝学会咀嚼食物、学会用牙龈磨碎食物的前提下，宝宝的辅食可由原来每日2次增加到3次，可分别在10时、14时和18时喂食。

在此期间，父母要注意宝宝的营养平衡，在制作辅食时，要考虑到均衡膳食，保证蛋白质和热量的供应，蔬菜和水果以及荤素的合理搭配，并密切关注宝宝有无偏食的倾向。由于此时宝宝的个人差异性已经越来越明显，在食物制作和进食量上需要根据宝宝的实际情况进行调整，父母切忌与其他宝宝进行比较，进而调整宝宝的饮食。

这一阶段的宝宝由于辅食次数和食量的增加，对母乳和奶类的需求量可以相应减少了。一般情况下，此阶段宝宝的食量是成人食量的1/3～1/2，每餐的辅食量可增加到半小碗左右，母乳和奶类喂养作为补充即可。

父母在为这一阶段的宝宝制作辅食时，可以不必像之前那样，做得那么细、软、烂，但也不能过硬。有些蔬菜只要切成丝或薄片即可，主食也可食用一些稀饭、软面条，甚至可以在稀饭中加入肉末、鱼末、土豆、胡萝卜等。

9个月后是宝宝建立进餐规律的阶段，他们开始登堂入室，在餐桌上占有一席之地了。他们正式进入了离乳期，规律的进食将会慢慢替代乳品的营养地位。经过几个月的辅食添加训练，宝宝们耐受的食物范围扩大了，常见的食物已不在话下。虽然宝宝在餐桌上仍是个"小麻烦"，但这是让他们领会正常进食规律的一个重要过渡阶段。

如果辅食添加正常，10~12个月大的宝宝每天应保持饮奶300~500毫升，以满足生长发育的需要。很多妈咪担心宝贝的心脏、肾脏功能发育不完善，不敢让宝贝品尝咸、酸、甜、油的食物，实际上，适当的味觉刺激能够调动宝贝的食欲，甚至可让他们更快乐、更聪明。妈咪不妨以自己的口感作为标准，感到稍稍淡些，宝贝就可以耐受了。

## 2 培养宝宝良好的饮食习惯

培养宝宝良好的饮食习惯要从辅食添加就开始，不仅要训练宝宝规律饮食，给宝宝创造安静的饮食环境，还要在固定的饮食地点进食。那么，培养宝宝良好的饮食习惯究竟要怎么做呢？

如果宝宝拒绝吃饭，父母不要强迫他进食，不能将吃饭变为一场战争。在尊重孩子的同时，了解他不愿意进食的原因。如果是因为吃太多零食，妈妈就要控制他的零食摄取量了，到正常进餐之前，不让他吃任何零食。如果是因为贪玩或被某一事物吸引而不愿意吃饭，可以给予适当的惩罚。

10~12个月的宝宝颈部和背部的肌肉已经明显成熟，能够稳稳地坐在专属婴儿的高背椅上，手和嘴的配合协调性已经有了一定的进步，已经具备了自己进食的基本能力。此时，妈妈可以为宝宝准备专属座椅和婴幼儿专用的餐具，创造宝宝自己进食的环境，鼓励宝宝自己进食。

在宝宝自己进食的过程中，爸爸妈妈要有耐心，如果宝宝能够顺利完成，不仅锻炼了宝宝的综合能力，还可以增强宝宝的自信心。妈妈还可以邀请宝宝到餐桌上和家人共同进餐，大家一起享受美食，宝宝会受到感染，从而增加食欲。在进餐时，注意不要让他成为全桌人关注的中心。

## 3 根据季节给宝宝添加辅食

一年四季，气候各有不同，有春暖、夏热、秋燥、冬寒之特点，宝宝的饮食也要根据季节的轮换而进行适当调整。

春季，气候由寒转暖，万物复生，是传染病和咽喉疾病易发季节，在饮食上应清温平淡，主食可选用大米、小米、红小豆等，牛肉、羊肉、鸡肉等副食品不宜过多。春季蔬菜品种增多，除应多选择绿叶蔬菜如小白菜、油菜、菠菜等外，还应给宝宝吃些萝卜汁、生拌萝卜丝等。这样不仅能清热，而且可以利咽喉，预防传染病。

夏季，气候炎热，体内水分蒸发较多，加之易食生冷食物，胃肠功能较差，此时不仅要注意饮食卫生，而且要少食油腻食物，可多吃些瘦肉、鱼类、豆制品、咸蛋、酸奶等高蛋白食物，还可多食新鲜蔬菜和瓜果。

秋季，气候干燥，也是瓜果旺季，宜食生津食品，可多给宝宝吃些梨，以防秋燥。还要注意饮食品种多样化，不要过多食用生冷的食物。

冬季，气候寒冷，膳食要有足够的热能，可多食些牛肉、羊肉等厚味食物。避免食用西瓜等寒冷食物，同时要多吃些绿叶蔬菜和柑橘等。

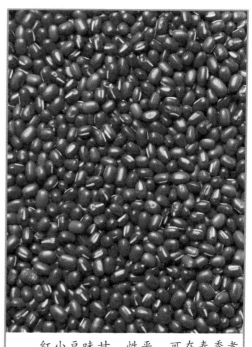

红小豆味甘，性平，可在春季煮汤给宝宝食用。

这个阶段宝宝可以食用的食材更多了，爸爸妈妈制作的方式也更丰富了。来了解一下，如何为宝宝制作健康又营养的辅食吧。

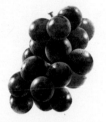

# 葡萄

## Pu Tao

【适用量】每天10～20克。

【热量】172千焦/100克

【性味归经】性平，味甘、酸。归肺、脾、肾经。

[别 名] 蒲桃、草龙珠。

## 【主打营养素】

葡萄糖、酒石酸

◎葡萄中的糖主要是葡萄糖，能很快地被人体吸收，可以有效地缓解人体出现低血糖的症状。葡萄中含较多酒石酸，有帮助消化的作用。宝宝适当地多吃些葡萄对身体大有好处。

## ◎食疗功效

葡萄具有补气血、生津液、舒筋活血、健脾开胃、利尿消肿等作用。葡萄中含有较多的酒石酸，有助消化的功效，因此，食欲不振、消化不良的宝宝可以多食用一些。葡萄是含复合铁元素最多的水果，是贫血患者的营养食品，有防治宝宝缺铁性贫血的功效。葡萄中含有一种抗癌物质白藜芦醇，可以防止健康细胞癌变，阻止癌细胞扩散。

## ◎选购保存

挑选葡萄时，注意新鲜的葡萄表面有一层白色的霜，并且果梗与果粒之间比较结实，两串差不多大的葡萄越是重的那一串就越好吃。葡萄放入冰箱中可保存1周，建议现买现食。

## ◎搭配宜忌

| | | |
|---|---|---|
| 葡萄+枸杞 |  | 补血 |
| 葡萄+蜂蜜 | | 治感冒 |
| 葡萄+白萝卜 | ✗ | 导致甲状腺肿大 |
| 葡萄+开水 | | 引起腹胀 |

## 温馨提示

在食用葡萄后应间隔4小时再饮水，以免葡萄中的鞣酸与水中的钙质形成难以吸收的物质，影响身体健康。另外，由于葡萄性凉，体质虚寒的宝宝不宜多食葡萄，以免引起腹泻。

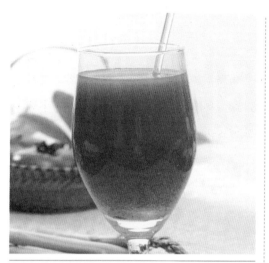

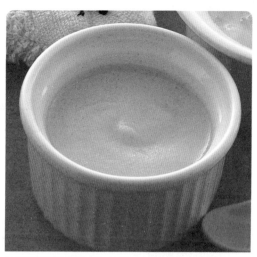

| 推荐菜例1 | 葡萄汁 |
| --- | --- |

**|原料|** 鲜葡萄100克

**|调料|** 白糖适量

**|做法|** ①将葡萄洗净去梗，用干净纱布包紧后挤汁。②葡萄汁中加入适量开水调匀。③可加少许糖调味。

**|专家点评|** 葡萄汁含有丰富的维生素C，可以有效促进铁的吸收；葡萄汁还含有大量的天然糖、维生素、微量元素和有机酸，能促进宝宝机体的新陈代谢，对血管和神经系统发育有益，还可以预防宝宝感冒。葡萄汁中还富含大量的葡萄糖，可以防止宝宝出现低血糖的症状。在给宝宝喂食葡萄汁时，尽量地多喂食白葡萄汁，这样可以预防宝宝摄入过多的多酚类物质而抑制铁的吸收。

 烹饪常识

在一盆水里放入面粉或者淀粉，和水混合，用混合过的水去洗葡萄，葡萄上的污渍便会自然脱落。

| 推荐菜例2 | 葡萄汁米糊 |
| --- | --- |

**|原料|** 葡萄100克，米糊60克

**|做法|** ①将葡萄洗净放在碗内，加入没过葡萄的热开水，浸泡2分钟后沥干水分。②将葡萄去皮去子。③用研磨器磨成泥，过滤出葡萄汁，再和米糊拌匀即可。

**|专家点评|** 米糊容易被宝宝消化吸收，可迅速为身体提供能量；米糊香气释放充分，还可增进宝宝的感官享受，促进食欲。葡萄中的糖主要是葡萄糖，能很快被宝宝吸收。其次，葡萄中含有多种无机盐、维生素以及多种具有生理功能的物质。葡萄含钾量也相当高，具有开胃健脾、助消化、提神等功效，还具有强健身体、帮助宝宝通利小便的作用。宝宝适当地食用本品对其健康十分有益。

烹饪常识

把一个回形针拉开，利用形成的小钩钩住葡萄的蒂底，只要转动回形针，葡萄子便会被拉出来。

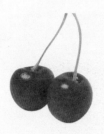

# 樱桃
## Ying Tao

【适用量】每天1~5颗。

【热量】184千焦/100克

【性味归经】性温，味甘、微酸。归脾、胃经。

[别 名] 莺桃、含桃、荆桃、樱珠、朱樱、朱果。

【主打营养素】

铁、维生素C

◎樱桃含铁量高，其含量位于各种水果之首，常食樱桃可补充身体对铁元素的需求，促进血红蛋白再生，可防治宝宝缺铁性贫血。樱桃中维生素C也较多，能促进宝宝骨骼和牙齿成长。

◎食疗功效

樱桃营养特别丰富，富含糖、蛋白质、维生素及钙、铁、磷、锌等多种元素。樱桃具有益气、健脾、和胃、健脑益智的功效，还能使皮肤红润嫩白。此外，樱桃对调气活血、平肝祛热也有较好疗效，并有促进血红蛋白再生的作用。长期食用，可补充宝宝身体所需的多用营养元素，提高宝宝的免疫功能。

◎选购保存

应选颜色鲜艳、果粒饱满、表面有光泽、有弹性的樱桃，表皮稍硬为宜。樱桃通常保存3~7天。存放时，可用纸盒存放在冰箱里，以保持鲜嫩的口感。储存时应该带着果梗保存，否则极易腐烂。

## 营养成分表

| 营养素 | 含量（每100克） |
| --- | --- |
| 蛋白质 | 1.1克 |
| 脂肪 | 0.2克 |
| 糖类 | 9.9克 |
| 膳食纤维 | 0.3克 |
| 维生素A | 35微克 |
| 维生素C | 10毫克 |
| 维生素E | 2.22毫克 |
| 叶酸 | 未检测 |
| 烟酸 | 0.6毫克 |
| 钙 | 11毫克 |
| 铁 | 0.4毫克 |
| 锌 | 0.23毫克 |
| 磷 | 27毫克 |

## ◎搭配宜忌

| | | |
| --- | --- | --- |
| 樱桃+蜂蜜 |  | 补中益气 |
| 樱桃+银耳 | | 补虚强身 |
| 樱桃+牛肝 | ✕ | 破坏维生素C |
| 樱桃+黄瓜 | | 破坏维生素C |

温馨提示

樱桃是宝宝的理想水果，既可预防缺铁性贫血，又可增强体质。樱桃还具有消炎止痛的作用，痛风、关节炎的患者每天食用20颗樱桃，对缓解症状有很大帮助。发热、哮喘、咳嗽等患者不宜多食，以免对人体健康产生不利影响。

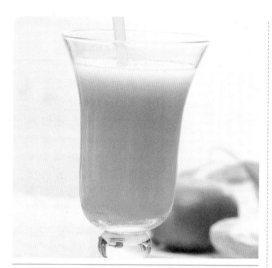

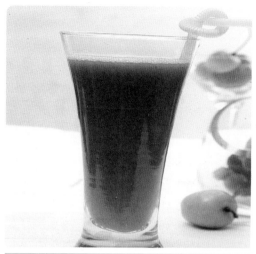

**推荐菜例 1　樱桃柚子汁**

|原料|柚子半个，樱桃100克

|调料|糖水、凉开水各30毫升

|做法|① 将柚子、樱桃洗净，去核切块。② 将所有材料放入榨汁机，搅打1分钟，倒入杯中即可。

|专家点评|樱桃含有丰富的铁元素。铁是合成人体血红蛋白、肌红蛋白的原料，还在人体血液中起着运输氧和营养物质的作用，可以提高人体免疫力，促进蛋白质合成以及能量代谢。如果身体缺乏铁元素，不仅会使人出现缺铁性贫血，导致脸色蜡黄，皮肤失去光泽，还会导致免疫功能下降，新陈代谢出现紊乱等症状。柚子有增强体质的功效，它能使身体更易吸收钙及铁质。宝宝适量地饮用本品，能够增强宝宝自身抗病毒的能力，使宝宝更加健康地成长。

　　樱桃去核时，可以用平时的筷子将粗的那面筷子头对准樱桃底部的正中央（不是有樱桃把的那一面），然后微微使劲将筷子捅过去。

**推荐菜例 2　樱桃牛奶**

|原料|樱桃10颗，低脂牛奶200毫升

|调料|蜂蜜少许

|做法|① 将樱桃洗净去核，放入榨汁机中，倒入牛奶与蜂蜜榨汁。② 搅匀即可饮用。

|专家点评|牛奶中含有大量的钙，能够满足宝宝成长发育的需要。如果宝宝缺钙会影响牙齿的发育，以及骨骼的生长，严重者还可能导致肌肉痉挛、失眠等症状，而充足的钙质能够帮助幼儿正常发育，也可稳定情绪，减少焦躁不安的情绪，以保证良好的睡眠。樱桃中富含铁，能够强化宝宝的免疫功能，促进血液的带氧功能。所以，这道饮品能够很好地补充钙质和铁。

**烹饪常识**

　　樱桃买回来后，可以把樱桃浸泡在淘米水（最好用第一次的淘米水）或淡盐水（一面盆水中加半匙盐）中约3分钟，这样能起到分解农药的效果。

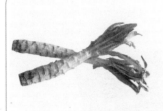

# 莴笋

## Wo Sun

【适用量】每天10~30克。

【热量】75千焦/100克

【性味归经】性凉，味甘、苦。归胃、膀胱经。

[别 名] 莴菜、千金菜、香乌笋。

## ◎食疗功效

莴笋具有增进食欲、刺激消化液分泌、促进肠胃蠕动等功能，对食欲不振、消化不良的宝宝有很好的食疗功效。莴笋中含有丰富的钾元素，比其他蔬菜的含量都要高，能够很好地维持宝宝体内的水平衡。此外，莴笋叶含有丰富的胡萝卜素，对维持宝宝肌肤和眼睛的健康很有益处。

## ◎选购保存

选择笋形粗短条顺、不弯曲、大小整齐者。以笋皮薄，质脆，水分充足，笋条不蔫萎、不空心，表面无锈色，整棵莴笋不带泥土者为佳。保存时，可将莴笋放入盛有凉水的器皿内，水淹至莴笋主干1/3处，可以放置室内3~5天；也可以放进塑料袋内，把袋口扎紧，置于阴凉干燥之处。

## 营养成分表

| 营养素 | 含量（每100克） |
| --- | --- |
| 蛋白质 | 1克 |
| 脂肪 | 0.1克 |
| 糖类 | 2.2克 |
| 膳食纤维 | 0.6克 |
| 维生素A | 25微克 |
| 维生素C | 4毫克 |
| 维生素E | 0.19毫克 |
| 叶酸 | 未检测 |
| 烟酸 | 0.5毫克 |
| 钙 | 23毫克 |
| 铁 | 0.9毫克 |
| 锌 | 0.33毫克 |
| 磷 | 48微克 |

## ◎搭配宜忌

| 莴笋+香菇 莴笋+黑木耳 |  | 利尿通便 降低血压 |
| --- | --- | --- |
| 莴笋+蜂蜜 莴笋+乳酪 |  | 引起腹泻 引起消化不良 |

## 温馨提示

莴笋中含有刺激视神经的物质，患有眼部疾病的人不宜食用。莴笋不可过多食用，否则会引起夜盲症。另外，不宜先切碎再冲洗，这样可使大量的水溶性维生素损失，使营养成分降低，故应先洗然后切碎食用。

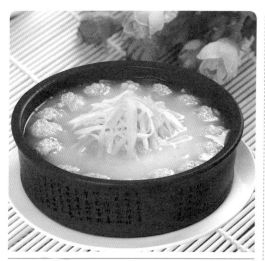

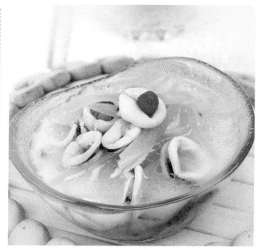

## 推荐菜例 1 莴笋丸子汤

**|原料|** 猪肉500克，莴笋300克

**|调料|** 盐3克，淀粉10克，香油5毫升

**|做法|** ①猪肉洗净，剁成泥状；莴笋去皮洗净切丝。②猪肉加淀粉、2克盐搅匀，捏成肉丸子，锅中注水烧开，放入莴笋、肉丸子煮滚。③调入1克盐，煮至肉丸浮起，淋上香油即可。

**|专家点评|** 莴笋味道清新且略带苦味，可刺激消化酶分泌，增进宝宝的食欲。其乳状浆液可增强胃液、消化腺的分泌和胆汁的分泌，从而促进各消化器官的功能。莴笋中的碘含量较高，这对宝宝的基础代谢和体格发育会产生有利影响。猪肉中含有维生素B$_1$，这对促进宝宝的血液循环以及尽快消除身体疲劳，增强体质都有重要的作用。猪肉还可以促进铁吸收，能改善宝宝缺铁性贫血症状。

　　莴笋下锅前挤干水分，可增加莴笋的脆嫩度；但从营养角度考虑，却不应如此，以免损失水溶性维生素。

## 推荐菜例 2 莴笋笔管鱼汤

**|原料|** 笔管鱼200克，莴笋120克

**|调料|** 花生油10毫升，盐4克

**|做法|** ①将笔管鱼洗净，改刀切条；莴笋去皮洗净切丝。②炒锅上火倒入花生油，下入莴笋略炒，倒入水，调入盐，下入笔管鱼煲至熟即可。

**|专家点评|** 莴笋含有多种维生素和矿物质，具有调节神经系统功能的作用，其所含的有机化合物富含人体可吸收的铁元素，对缺铁性贫血病人十分有利。莴笋含有大量植物纤维素，能促进肠壁蠕动，通利消化道，帮助排便，可用于治疗各种便秘。笔管鱼营养价值极高，内含蛋白质、脂肪、维生素A、维生素D以及矿物质等营养成分，是上等海味补品。此外，笔管鱼可以帮助宝宝消炎退热、润肺滋阴。

**烹饪常识**

　　莴笋要切得大块一点，否则一煮就碎掉了。给宝宝喂食的时候，不要太多，视宝宝对笔管鱼的喜好情况再进行喂食。

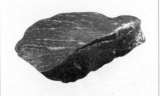

# 牛肉

## Niu Rou

【适用量】每天10～15克。

【热量】404千焦/100克

【性味归经】性平，味甘。归脾、胃经。

[别名] 黄牛肉、水牛肉。

【主打营养素】

维生素B6、氨基酸、铁

◎牛肉含有足够的维生素B6，可帮助宝宝增强免疫力，促进蛋白质的新陈代谢和合成。牛肉中的氨基酸含量比任何其他食品都高，还富含铁，可以有效地预防宝宝缺铁性贫血。

## ◎食疗功效

牛肉可强健筋骨，补中益气，滋养脾胃，止渴止涎，对消渴、水肿、面色萎黄等病症有食疗作用。寒冬食牛肉，有暖胃作用，牛肉熬成的汤汁，其滋养之性尤强。因此，在冬天的时候，父母可以让宝宝多食用一些牛肉汤。牛肉汤对脾胃虚弱、营养不良的宝宝有很好的补益功效。

## ◎选购保存

新鲜牛肉有光泽，红色均匀，脂肪洁白或呈淡黄色；外表微干或有风干膜，不粘手，弹性好。可将新鲜牛肉放在1%的醋酸钠溶液里浸泡1小时，然后取出，一般可存放3天；也可将其熟制后冻藏，这样可以确保3～6个月不变质。

## ◎搭配宜忌

| | | |
|---|---|---|
| 牛肉+土豆 | ✔ | 保护胃黏膜 |
| 牛肉+鸡蛋 | | 延缓衰老 |
| 牛肉+生姜 | ✘ | 导致体内热生火盛 |
| 牛肉+橄榄 | | 引起身体不适 |

## 营养成分表

| 营养素 | 含量（每100克） |
|---|---|
| 蛋白质 | 19.9克 |
| 脂肪 | 4.2克 |
| 糖类 | 2克 |
| 膳食纤维 | 未测定 |
| 维生素A | 7微克 |
| 维生素C | 未测定 |
| 维生素E | 0.65毫克 |
| 叶酸 | 未检测 |
| 烟酸 | 5.6毫克 |
| 钙 | 23毫克 |
| 铁 | 3.3毫克 |
| 锌 | 4.73毫克 |
| 磷 | 168微克 |

## 温馨提示

牛肉是中国人的第二大肉类食品，其食用量仅次于猪肉。牛肉瘦肉多、脂肪少，是高蛋白质、低脂肪的优质肉类食品，很适宜宝宝食用。不过，牛肉一周吃一次即可，不可食之太多。

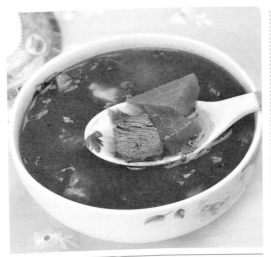

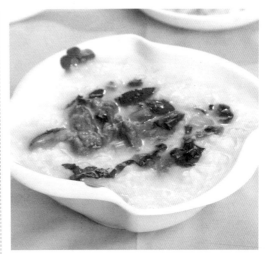

## 推荐菜例 ① 西红柿牛肉汤

| 原料 | 西红柿1个，嫩牛肉150克

| 调料 | 葱、盐各少许，清汤、食用油各适量

| 做法 | ①西红柿洗净去皮，切块；牛肉洗净，切薄片；葱洗净，切段。②锅内放油，烧至四五成热时，放入姜片炝锅，倒入清汤，用大火煮沸。③加入西红柿、牛肉、葱段，用中火煮开后，调入盐，煮至肉熟透即可。

| 专家点评 | 牛肉含有丰富的蛋白质，氨基酸组成比猪肉更接近人体需要，能提高机体的抗病能力，对宝宝的生长发育很有帮助。牛肉中蕴含着丰富的矿物质，还有对增强力量特别有效的肌氨酸，对宝宝身体很有益处。西红柿内的苹果酸和柠檬酸等有机酸，可以保护所含维生素C不因烹调而遭到破坏，还具有帮助消化、调整宝宝胃肠功能的作用。

### 烹饪常识

牛肉的纤维组织较粗，结缔组织又较多，应横切将长纤维切断，不能顺着纤维组织切，否则嚼不烂。

## 推荐菜例 ② 牛肉菠菜粥

| 原料 | 牛肉80克，菠菜30克，红枣25克，大米120克

| 调料 | 姜丝3克

| 做法 | ①菠菜洗净，切碎；红枣洗净，去核后，切成小粒；大米淘净，浸泡半个小时；牛肉洗净，切片。②锅中加适量水，下入大米、红枣、姜丝，大火烧开，下入牛肉，转中火熬煮。③下入菠菜熬煮成粥即可。

| 专家点评 | 牛肉富含丰富的蛋白质，能够增强宝宝的抵抗力。菠菜茎叶柔软滑嫩，味美色鲜，含有丰富的维生素C、胡萝卜素、蛋白质以及铁、钙、磷等矿物质，能激活宝宝的大脑功能。牛肉、菠菜和大米一同熬煮的粥，菜色鲜艳，营养均衡，能激发宝宝的食欲，满足宝宝快速生长的需求。

### 烹饪常识

牛肉内含有可溶于水的芳香物质，肉汤味道越浓，肉块的香味则会变淡，因此肉块要切得适当大点儿。

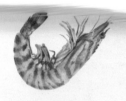

# 虾

Xia

[别 名] 虾米、开洋、河虾、草虾、须公。

【适用量】每天1~5个。

【热量】800千焦/100克

【性味归经】性温,味甘、咸。归脾、肾经。

营养价值很高,其肉质像鱼一样松软,易消化,能促进宝宝的生长发育,提升免疫功能。虾中含有丰富的镁,镁对心脏活动具有重要的调节作用,能很好地保护心脑血管系统。

## ◎食疗功效

虾肉有补肾壮阳、通乳抗毒、养血固精、化瘀解毒、益气滋阳、通络止痛、开胃化痰等功效。虾肉中含有丰富的蛋白质和钙,能补充宝宝骨骼和牙齿发育所需的钙质;虾肉中富含的镁元素又能促进人体对钙的吸收,因此,让宝宝适量食用虾肉,能补充宝宝生长发育所需的钙质。虾肉中的微量元素硒能维持人体正常生理功能,提高宝宝的免疫功能。

## ◎选购保存

新鲜的虾头尾完整,紧密相连,虾身较挺,有一定的弯曲度。鲜虾可直接放入淡盐水中;经过处理的虾,需将虾的沙肠挑出,剥除虾壳,然后洒上少许酒,控干水分,再放进冰箱冷冻。

### 营养成分表

| 营养素 | 含量(每100克) |
| --- | --- |
| 蛋白质 | 43.7克 |
| 脂肪 | 2.6克 |
| 糖类 | 2.5克 |
| 膳食纤维 | 未测定 |
| 维生素A | 21微克 |
| 维生素C | — |
| 维生素E | 1.46毫克 |
| 叶酸 | 未检测 |
| 烟酸 | 5毫克 |
| 钙 | 555毫克 |
| 铁 | 11毫克 |
| 锌 | 3.82毫克 |
| 磷 | 666毫克 |

### ◎搭配宜忌

| 虾+西蓝花<br>虾+韭菜花 | ✔ | 补脾和胃<br>治夜盲、干眼、便秘 |
| --- | --- | --- |
| 虾+南瓜<br>虾+苦瓜 | ✘ | 易引发痢疾<br>引起中毒 |

### 温馨提示

过敏体质者,如患过敏性鼻炎、支气管炎、反复发作性过敏性皮炎的人不宜食用虾。在食用虾时,注意虾肉一定要卫生,一定要煮熟,不能吃冷盘的虾肉。另外要注意没有须或腹下通黑的虾,煮后变为白色的虾,都不能吃。

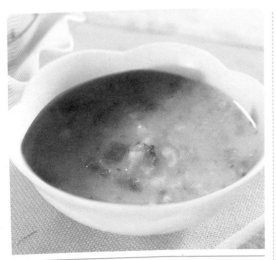

## 推荐菜例 1 玉米虾仁汤

**原料** 虾仁5个，玉米粒10颗，西蓝花10克，切碎的西红柿一大匙

**调料** 淀粉水一小匙，食用油1/2匙，高汤1杯

**做法** ①虾仁清洗干净后剁碎。②玉米粒和西蓝花洗净汆烫后剁碎。③加油热锅，放入虾肉、玉米粒、西蓝花稍炒，最后放入高汤和碎西红柿继续煮。④煮熟后放入淀粉水用小火煮至黏稠即可。

**专家点评** 玉米能够刺激大脑细胞，对增强宝宝脑力和记忆力有一定的效果；玉米中的维生素B₆、烟酸等成分，具有刺激胃肠蠕动、加速粪便排泄的特性，可防治宝宝便秘。虾中富含的蛋白质还能够促进宝宝的生长发育，使宝宝的免疫力大大增强，身体更加强壮。

### 烹饪常识

烹调虾之前，可以先用煮桂皮的沸水把虾冲烫下，这样做出来味道会更鲜美。

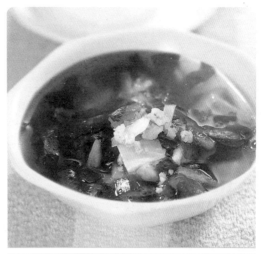

## 推荐菜例 2 虾仁海带汤

**原料** 虾仁5个，浸泡过的海带10克，洋葱30克

**调料** 香油少许，高汤170毫升

**做法** ①海带用水清洗干净后切成1厘米大小。②虾仁和洋葱洗净后再剁碎。③在平底锅中放入少许香油，入海带、虾仁、洋葱先炒一下，再加入高汤煮沸。

**专家点评** 海带含有丰富的钙，可防止人体缺钙；海带中的碘也极为丰富，它是体内合成甲状腺素的主要原料，可以预防宝宝因缺碘而导致的甲状腺肿大。海带中还含有大量的甘露醇，而甘露醇具有利尿、消肿的作用，对宝宝的健康成长也是很有好处的。虾中含有的镁元素，也能够在一定程度上保护好宝宝的心血管系统。宝宝食用这道汤，也可增强自身对病毒的抵抗能力。

### 烹饪常识

如果煮虾，可以选择滴少许醋，这可让煮熟的虾壳颜色鲜红亮丽，吃的时候，壳和肉也会比较容易分离。

# 熏 肉

**不宜食用熏肉的原因**

熏肉在制作过程中加入了很多盐腌渍，人体摄入较多的盐，易引起体内钠水潴留，造成水肿。熏肉的热量很高，脂肪含量丰富。一方面，大量脂肪的摄入容易引起心脑血管疾病，甚至导致营养过剩，使宝宝出现肥胖症；另一方面，熏肉中所含有的脂肪很容易转化为过氧化脂质，而过氧化脂质会导致大脑早衰或痴呆，直接损害大脑的发育。因此，3岁以内的宝宝应禁止食用熏肉，10岁以内的宝宝也应少食或不食熏肉。

**❌ 忌吃关键词**

脂肪

# 咸鸭蛋

**不宜食用咸鸭蛋的原因**

过咸的鸭蛋，一方面能直接影响宝宝对锌的吸收，导致宝宝缺锌；另一方面，腌渍过的咸鸭蛋中，钠的含量相对较高，会造成宝宝出现局部水肿的情况。另外，腌渍过的咸鸭蛋含有大量的亚硝酸盐，亚硝酸盐是致癌物质，对宝宝的健康有很大影响。因此，10岁以内的宝宝，最好不要吃咸鸭蛋，10岁以后的宝宝，也最好少吃咸鸭蛋。

**❌ 忌吃关键词**

亚硝酸盐

# 咸 鱼

**不宜食用咸鱼的原因**

任何咸鱼都含有大量的二甲基亚硝盐，这种物质进入人体后，会转化为致癌性很强的二甲基亚硝胺，会对宝宝的健康造成极大的危害。据调查，10岁以前开始吃腌渍品的宝宝，成年后患癌的可能性比一般人高3倍。另外，咸鱼中也含有较高的盐，而高盐食品一方面易增加宝宝的肾脏负担，造成宝宝出现局部水肿；另一方面，还易诱发高血压病。因此，3岁以内的宝宝应禁食咸鱼，3岁以上、10岁以下的宝宝也应少食或不食咸鱼。

**❌ 忌吃关键词**

二甲基亚硝胺

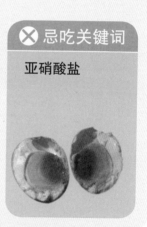

# 第五章

## 13～18个月宝宝
## 饮食宜忌

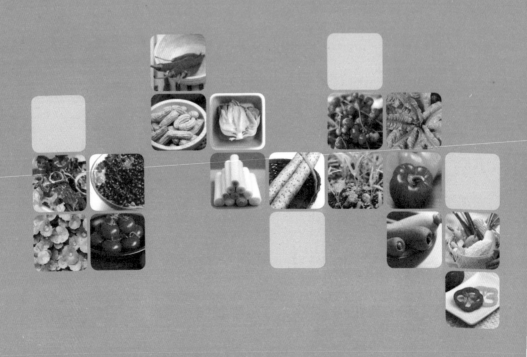

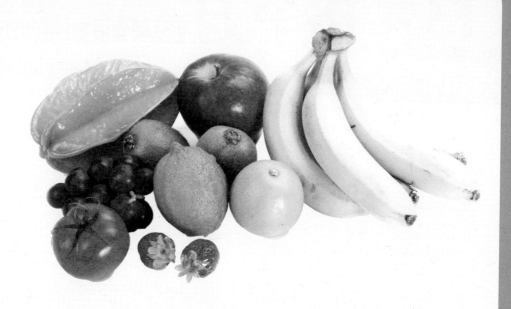

　　13～18个月的宝宝，已经可以食用质地较软、块状较小的食物，如软米饭、馄饨、包子、碎菜、水果、蛋、豆腐、肉末等。这个阶段的宝宝，喜欢用手抓食物，妈妈可以准备饼干、糕点等让宝宝自己抓食，锻炼宝宝手指的灵活性。

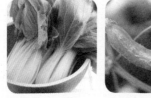  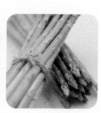 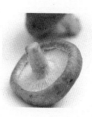

# 13～18个月 宝宝辅食添加注意事项

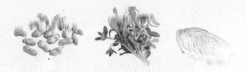

◎宝宝满1岁了，已经长了好几颗牙齿，咀嚼和消化能力都有明显的提高，这有一些什么问题需要注意呢？爸爸妈妈快来了解一下吧。

## 1 本阶段的喂养要点

宝宝满1周岁了，已经有5～7颗乳牙，咀嚼能力和消化能力都有了明显的提高，但由于消化系统还未发育完善，还比较娇弱，因此，还无法和成人一样饮食。宝宝此阶段的食物还应该单独做，还是要尽可能软、烂、碎，尤其是不易消化的肉类和植物纤维类的食物，更应该仔细加工。

这一阶段的宝宝，食物已从奶类为主转向以混合食物为主，在保证宝宝一日三餐主食的同时，还需要保证宝宝每日喝2次奶，总量为400～500毫升。由于宝宝的胃容量小，再加上这一阶段的宝宝活泼爱动，热量消耗大，因此，最好每日三餐辅食之外再加三次点心或水果作为补充食物，点心水果安排的时间距正餐时间不宜太紧，以免影响宝宝对正餐的食欲和进食量，造成营养失调。

在食材的选择上，相较上一阶段，可选择的范围更广泛一些，蔬菜、水果、肉类、蛋类以及谷类等食物，大部分可纳入宝宝的食谱。但是，由于宝宝的肠胃还没发育完善，对食物的适应能力较差，

在选择和制作食物时，需要注意避免刺激性的、过硬的、过油腻的、油炸的、黏性的、过甜过咸的，并少吃凉拌菜。父母制作辅食时，要注意粗细搭配，避免让宝宝的辅食过精，以免出现维生素$B_1$缺乏。

这一时期的宝宝对食物的色、香、味已经有了初步的要求，烹调方法的优劣很容易影响宝宝的食欲，因此，父母最好能掌握一些常用的烹调方法，以增加宝宝进食的愉悦感。在制作辅食时，父母也要尽量减少食物烹调中的营养损失，如蔬菜应先洗后切，烹调时间要短，淘米次数和用水量不宜过多等，以免在烹调中损失过多营养。

## 2 宝宝需要的固齿食物

对宝宝的乳牙照护不仅仅只是在口腔清洁等方面，营养也是很重要的。长牙时，给宝宝补充必要的"固齿食物"，也能帮助宝宝拥有一口漂亮坚固的小牙齿。

宝宝乳牙的发育与全身组织器官的发育不尽相同，但是，乳牙和它们一样，在成长过程中也需要多种营养素。矿物质中的

钙、磷、镁、氟，其他如蛋白质的作用都是不可缺少的。虾仁、骨头、海带、肉、鱼、豆类和奶制品中都含有丰富的矿物质。

维生素A、维生素C、维生素D可以维护牙龈组织的健康，补充牙釉质形成所需的维生素，也可以让宝宝多吃一些新鲜蔬菜和水果，另外，日光浴也可以帮助宝宝补充维生素D。

# 3 合理烹饪婴幼儿食品

宝宝1岁了，随着年龄的变化，其饮食特点也在跟着变化，妈妈要了解宝宝进入幼儿期的饮食特点，为宝宝合理安排膳食，才能为宝宝补充足够营养，达到更好的喂养效果。

所谓合理烹调，就是要照顾到幼儿的进食和消化能力，在食物烹调上下功夫。首先要做到细、软、烂。面条要软烂，面食以发面为好，肉要斩末切碎，鸡、鱼要去骨去刺，花生、核桃要制成泥、酱，瓜果去皮去核，含粗纤维多的食物及油炸食物要少用，刺激性食品应少吃。

# 4 宝宝不宜过多吃糖

如果婴幼儿糖分摄取过多，体内的B族维生素就会因帮助糖分代谢而消耗掉，从而引起神经系统的B族维生素缺乏，产生嗜糖性精神烦躁症状，且糖吃多了易得龋齿。其主要是因为口腔是一个多细菌的环境，有些细菌可以利用蔗糖合成多糖，多糖又可以形成一种黏性很强的细菌膜，这种细菌膜附着在牙齿表面上不容

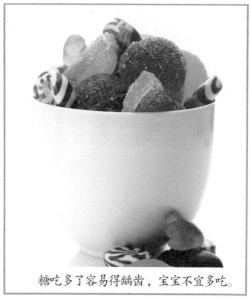

糖吃多了容易得龋齿，宝宝不宜多吃。

易消除，细菌可大量繁殖而形成一些有机酸和酶，尤其是乳酸杆菌产生大量乳酸，直接作用于牙齿，可使牙齿脱钙、软化，酶类可以溶解牙组织中的蛋白质，在酸和酶的共同作用下，牙齿的硬度和结构遭到破坏，就特别容易产生龋齿。

# 5 宝宝不宜多吃零食

吃零食过多对宝宝的健康和生长发育是非常不利的。首先，零食吃多了，宝宝在正常的进食过程中，自然就没有食欲了，时间长了很容易造成厌食的情绪。其次，零食的营养成分是无法同主食相比的，大量食用，会使宝宝患营养缺乏症。另外，一些非正规厂家生产的零食，含有各种添加成分，且产品本身也难以保证质量，宝宝常吃这些零食，容易出现胃肠功能紊乱，肝、肾功能也易受损，甚至有可能诱发癌症。

宝宝满1岁了，已经长了好几颗牙齿，咀嚼和消化能力越来越强。那么这个时候还有一些什么问题需要注意呢？爸爸妈妈快来了解一下吧。

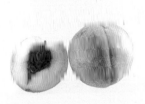

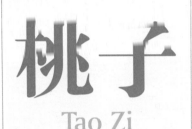

# 桃子
## Tao Zi

[别名] 寿果、寿桃、仙桃、圣桃。

【适用量】每天约1/3个。
【热量】142千焦/100克
【性味归经】性温，味甘、酸。归肝、大肠经。

【主打营养素】
铁、果胶、糖

含……其丰富的果胶质，这类物质到大肠中能吸收大量的水分，达到预防便秘的效果，因此，有便秘的宝宝可以多食一些。桃子的含铁量在水果中是较高的，宝宝食用适量，能够较好地预防缺铁性贫血。

## ◎食疗功效

桃肉中含有丰富的维生素C和维生素E，能增强宝宝体质，提高宝宝的免疫功能，还能令宝宝的皮肤滋润光滑有弹性；桃肉中还含有丰富的矿物质元素，能起到强健身体的作用。桃子适量食用，有助于维持骨骼的正常发育。

## ◎选购保存

选购时，以果实个大，形状端正，色泽新鲜漂亮，果皮黄白色，顶端和向阳面微红者为佳。桃子存放时应该要注意环境，通风干燥即可，不宜放到冰箱冷冻，否则桃的味道就变了。

## ◎搭配宜忌

| 桃子+牛奶<br>桃子+莴笋 | ✔ | 易滋润皮肤<br>营养丰富 |
| --- | --- | --- |
| 桃子+白萝卜<br>桃子+蟹 | ✘ | 破坏维生素C<br>影响蛋白质的吸收 |

## 温馨提示

未成熟的桃子不能吃，否则会发生腹胀或生疖痈。即使是成熟的桃子，也不能吃得太多，太多会令人生热上火。此外，桃子在食用前一定要将桃毛洗净，以免刺入皮肤，引起皮疹，或吸入呼吸道，引起咳嗽、咽喉刺痒等症状。

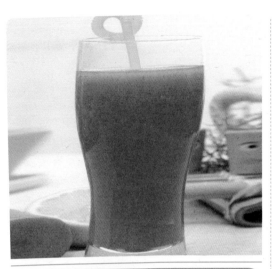

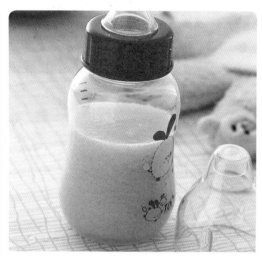

## 推荐菜例 ① 桃汁

**|原料|** 桃子1个，胡萝卜30克，柠檬1/4个，牛奶100毫升

**|做法|** ①胡萝卜洗净去皮；桃子洗净去皮去核；柠檬洗净。②将以上材料切适当大小的块，与牛奶一起放入榨汁机内搅打成汁，滤除果肉即可。

**|专家点评|** 桃的含铁量较高，是补铁的理想辅助食物，能够预防宝宝的缺铁性贫血。桃含钾多，含钠少，对水肿病症有一定的治疗效果。牛奶中富含钙，能够促进宝宝的骨骼成长；胡萝卜中含有丰富的胡萝卜素，对宝宝的眼睛发育也很有帮助。此外，这道饮品中也含有大量的维生素C及糖类，能够增强宝宝的免疫力，是帮助宝宝成长的一道健康饮品。

### 烹饪常识

对桃子过敏者，可以泡一些绿茶，加点盐，用热茶水清洗过敏部位，用干毛巾擦干，再涂上六一散。

## 推荐菜例 ② 柳橙水蜜桃汁

**|原料|** 柳橙50克，水蜜桃20克

**|做法|** ①柳橙洗净，榨汁备用。②水蜜桃洗净去皮，磨成泥状。③以1：2的比例，取柳橙汁和水蜜桃泥拌匀即可。

**|专家点评|** 柳橙所含的纤维素和果胶物质，可促进宝宝肠道蠕动，预防宝宝大便干燥。橙子还具有生津止渴、消食开胃等功效，橙子中维生素C、胡萝卜素的含量较高，对缓解皮肤干燥很有效，非常适合宝宝在干燥的秋冬季节食用。而水蜜桃中的糖分，也可以使皮肤保持红润，对宝宝的皮肤也有一定的帮助。宝宝食用这道饮品，既滋润皮肤又润滑肠道，平时可以给宝宝适当地饮用一些。但一定要适量，否则效果会适得其反。

### 烹饪常识

将桃子放在温水中，加少许的盐，轻轻揉一揉，桃毛就会很快脱落。或者用碱水浸泡片刻，也能达到同样效果。

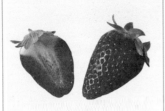

# 草莓

## Cau Mei

【适用量】每天1~2个。

【热量】122千焦/100克

【性味归经】性凉，味甘、酸。归脾、胃、肺经

[别名] 洋莓、红莓、蛇莓。

【主打营养素】

维生素C、纤维素

◎维生素C能消除细胞间的松弛与紧张状态，使脑细胞结构坚固，皮肤细胞有弹性，对宝宝的大脑和细胞发育有重要作用。纤维素有促进肠道的胃肠蠕动，帮助消化，改善便秘。

## ◎食疗功效

草莓具有生津润肺、养血润燥、健脾的功效，可以用于烦躁干渴、积食腹胀等，很适合夏季给宝宝食用，对食欲不振、消化不良也有一定的食疗功效。草莓中还含有一种胺类物质，对白血病、再生障碍性贫血等血液病也有很好的辅助治疗作用。

## ◎选购保存

应选购硕大坚挺、果形完整、无畸形、外表鲜红发亮及果实无碰伤、冻伤或病虫害的果实。太大的草莓忌买，过于水灵的草莓以及长得奇形怪状的畸形草莓都不宜购买。草莓保存前不要清洗，带蒂轻轻包好，勿压，放入冰箱中即可。

## 营养成分表

| 营养素 | 含量（每100克） |
| --- | --- |
| 蛋白质 | 1克 |
| 脂肪 | 0.2克 |
| 糖类 | 6克 |
| 膳食纤维 | 1.1克 |
| 维生素A | 5微克 |
| 维生素C | 47毫克 |
| 维生素E | 0.71毫克 |
| 叶酸 | 未检测 |
| 烟酸 | 0.3毫克 |
| 钙 | 18毫克 |
| 铁 | 1.8毫克 |
| 锌 | 0.14毫克 |
| 磷 | 27毫克 |

## ◎搭配宜忌

| 草莓+冰糖<br>草莓+山楂 |  | 解渴除烦<br>补虚养血 |
| --- | --- | --- |
| 草莓+黄瓜<br>草莓+樱桃 | ✗ | 破坏维生素C<br>容易上火 |

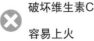

草莓虽然是很好的开胃水果，但是性凉，所以在早春，不要一次吃太多，尤其是脾胃虚寒、容易腹泻、胃酸过多的人。另外，要注意不买畸形草莓，长期食用这样的果实，会损害人体健康。

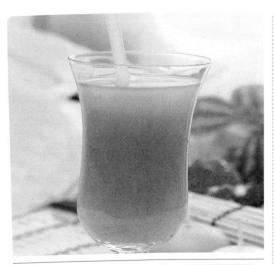

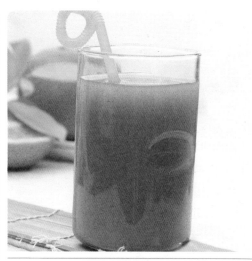

## 推荐菜例 ① 草莓蛋乳汁

|原料| 草莓80克，鲜奶150毫升，蜂蜜少许，新鲜蛋黄1个

|做法| ①将草莓去蒂，洗净去蒂，放入榨汁机中。②加入鲜奶、蛋黄、蜂蜜，搅匀即可。

|专家点评| 草莓中富含铁、果糖、葡萄糖、柠檬酸、苹果酸等，对于春季容易出现的肺热咳嗽、嗓子疼、长火疖子等症状，草莓中含的营养元素都可以起到辅助治疗的作用。同时因为含铁，其能够预防宝宝出现缺铁性贫血。牛奶虽含铁量很少，却含有大量的钙，可以促进宝宝的骨骼生长，能够满足宝宝成长发育的需要。宝宝食用这道饮品后，补铁又补钙，是宝宝健康成长的佳品。

 烹饪常识

草莓表面粗糙，不易洗净，可用淡盐水或高锰酸钾水浸泡10分钟，既可杀菌又较易清洗。

## 推荐菜例 ② 草莓猕猴桃汁

|原料| 草莓80克，猕猴桃1个，白萝卜半个

|做法| ①将猕猴桃、白萝卜洗净，去皮，与洗净的草莓一起以适当大小切块。②将所有的材料放入榨汁机，加入适量的水，搅打成汁，滤出果肉。

|专家点评| 草莓中所含的胡萝卜素是合成维生素A的重要物质，具有明目养肝的作用。它还含有果胶和丰富的膳食纤维，可以帮助宝宝消化，通畅大便。另外，草莓对胃肠道和贫血有一定的滋补调理作用。白萝卜热量少，纤维素多，尤其适宜有便秘或营养过剩的宝宝食用。猕猴桃含有丰富的维生素C，可强化宝宝的免疫系统。三者一起混合打汁，很适合宝宝在夏天饮用。

 烹饪常识

洗草莓时，千万不要把草莓蒂摘掉，去蒂后残留的农药会随水进入果实内部，造成更严重的污染。

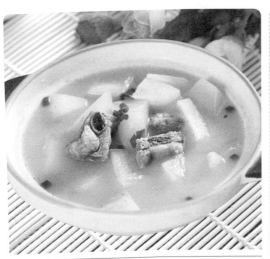

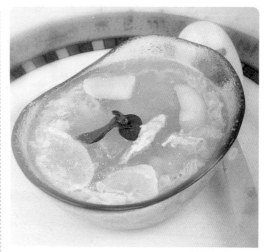

推荐菜例 1 **冬瓜排骨汤**

|原料| 排骨300克，冬瓜200克

|调料| 姜15克，盐6克，高汤适量

|做法| ①排骨洗净斩块；冬瓜去皮、瓤，洗净后切滚刀片；姜去皮切片。②锅中注水烧开，放入排骨焯烫，捞出沥干水分。③将高汤倒入锅中，放入排骨煮熟，加入冬瓜、姜片继续煮30分钟，调入盐即可。

|专家点评| 排骨除含蛋白、脂肪、维生素外，还含有大量磷酸钙、骨胶原、骨黏蛋白等，可为宝宝提供大量的钙质，促进宝宝的骨骼和其他组织的发育；还可以预防宝宝生长迟滞、牙齿发育不全，可以很好地稳定宝宝的情绪，减少焦躁不安的情况，保证宝宝有很好的睡眠。冬瓜中含有的粗纤维，对宝宝的肠胃健康有利，能帮助宝宝的肠胃蠕动，促进消化，还可预防宝宝便秘。本品是一道有益宝宝健康的辅食。

 烹饪常识

在做这道汤时，最好等排骨熟烂后再放进冬瓜，否则冬瓜容易散碎，从而会影响整个汤的口感。

推荐菜例 2 **冬瓜鸡蛋汤**

|原料| 冬瓜200克，水发百合25克，鸡蛋1个

|调料| 油25克，盐4克，葱花5克

|做法| ①将冬瓜去皮、子，洗净切片；水发百合洗净；鸡蛋打入碗内搅匀备用。②净锅上火倒入油，将葱花爆香，下入冬瓜煸炒至八成熟时，倒入水，调入盐，下入水发百合，烧开煲至熟，淋入鸡蛋液稍煮即可。

|专家点评| 鸡蛋中的蛋黄含有丰富的卵磷脂、固醇类、蛋黄素以及钙、磷、铁、维生素A、维生素D及B族维生素，这些成分对增进宝宝的神经系统功能大有裨益。百合含有淀粉、蛋白质、脂肪及钙、磷、铁、维生素B$_1$、维生素B$_2$、维生素C等营养素，具有良好的营养滋补之功。冬瓜可以清热解毒、利水消肿、润肺生津，对宝宝的健康也是大有益处的。本品是一道能让宝宝健康成长的佳品。

 烹饪常识

这道汤中，由于鸡蛋比较容易熟，所以在切冬瓜时，尽量切得薄一些，这样和鸡蛋就能够协调一致。

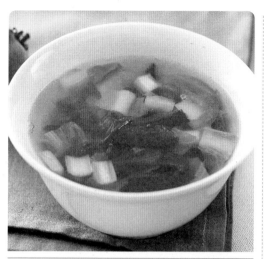

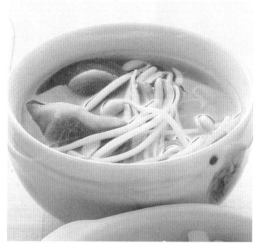

## 推荐菜例 1 蔬菜西红柿汤

**原料** 小白菜30克，西红柿20克

**调料** 植物油5毫升，盐少许

**做法** ① 小白菜洗净，切小段；西红柿洗净，切成块。② 小白菜加油轻炒，锅中加水1000毫升烧开，将处理好的小白菜、西红柿放入，待再沸后，以盐调味即可。

**专家点评** 小白菜为含维生素和矿物质最丰富的蔬菜之一，可为保证身体的生理需要提供物质条件，有助于增强宝宝的免疫力。小白菜中含有大量胡萝卜素，比豆类、番西红柿、瓜类都多，并且还有丰富的维生素C，进入人体后，可以使皮肤亮洁滑嫩。西红柿中含有大量的维生素，宝宝食用后，能使宝宝的皮肤保持水嫩湿滑，并且还可以促进宝宝的骨骼发育，帮助宝宝消化，使宝宝的肠道保持健康。

### 烹饪常识

做这道汤时可先将西红柿的皮剥下来，把西红柿放在开水中焯一下，皮就能很容易被剥掉了。

## 推荐菜例 2 西红柿豆芽汤

**原料** 西红柿半个，黄豆芽20克

**调料** 盐少许

**做法** ① 将西红柿洗净，切块状。② 将黄豆芽洗净。③ 待锅内水开后，先加入西红柿熬煮，再加入黄豆芽煮至熟，调入盐即可。

**专家点评** 黄豆芽对宝宝的生长发育、预防贫血等大有好处。常吃黄豆芽有健脑、抗疲劳、抗癌作用。其次，黄豆芽可以有效地防治维生素$B_2$缺乏症，其所含的维生素E能保护皮肤和毛细血管。此外，黄豆芽能营养毛发，对宝宝的毛发发育很有好处。西红柿中含有大量的纤维素，能够促进宝宝的肠胃蠕动，帮助宝宝消化吸收营养。本品是一道适宜宝宝的健康营养汤。

### 烹饪常识

没有熟透的豆芽往往带有涩味，可以加点醋，这样不仅可以除去涩味，还能保持豆芽的爽脆鲜嫩。

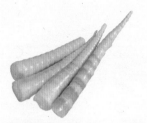

# 竹笋

## Zhu Sun

【适用量】每次40～60克为宜。

【热量】80千焦/100克

【性味归经】性微寒，味甘。无毒。归胃、大肠经。

[别 名] 笋、闽笋。

【主打营养素】

蛋白质、维生素、膳食纤维

◎竹笋中植物蛋白、维生素的含量均较高，有助于增强机体的免疫功能，提高防病、抗病能力。竹笋中所含的膳食纤维对肠胃有促进蠕动的功用，对防治宝宝便秘有一定的效用。

## ◎食疗功效

竹笋具有清热化痰、益气和胃、治消渴、利水道、利膈爽胃、帮助消化、去食积、防便秘等功效。另外，竹笋含脂肪、淀粉很少，属天然低脂、低热量食品，是营养过剩、体型肥胖宝宝的佳品，亦适合习惯性便秘者、糖尿病患者等食用。

## ◎选购保存

选购竹笋首先看色泽，黄白色或棕黄色，具有光泽的为上品。竹笋适宜在低温条件下保存，但不宜保存过久，否则质地会变老，影响口感，建议保存1周左右。

## 营养成分表

| 营养素 | 含量（每100克） |
| --- | --- |
| 蛋白质 | 2.6克 |
| 脂肪 | 0.2克 |
| 糖类 | 3.6克 |
| 膳食纤维 | 1.8克 |
| 维生素A | 未测定 |
| 维生素B$_1$ | 0.08毫克 |
| 维生素B$_2$ | 0.08毫克 |
| 维生素C | 5毫克 |
| 维生素E | 0.05毫克 |
| 钙 | 9毫克 |
| 铁 | 0.5毫克 |
| 锌 | 0.33毫克 |
| 硒 | 0.04微克 |

## ◎搭配宜忌

| 竹笋+鸡肉 竹笋+莴笋 | ✓ | 可暖胃益气、补精添髓 可治疗肺热痰火 |
| --- | --- | --- |
| 竹笋+羊肉 竹笋+豆腐 | ✗ | 会导致腹痛 易形成结石 |

## 温馨提示

竹笋一年四季皆有，但唯有春笋、冬笋味道最佳。由于竹笋不易消化，因此，宝宝也不宜多食。患有胃溃疡、胃出血、肾炎、肝硬化、肠炎、尿路结石、低钙、骨质疏松、佝偻病等病的患者也不宜多吃。

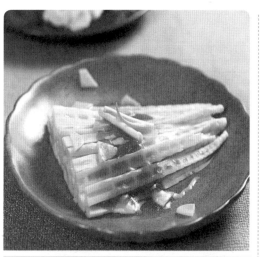

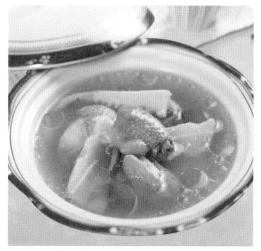

## 推荐菜例 1 清炒竹笋

|原料| 竹笋250克

|调料| 葱、姜、盐、植物油各适量

|做法| ①竹笋剥去皮，除去老的部分，清洗干净后对半切开备用。②烧热锅，放植物油，烧至七成热时，放葱、姜入锅煸香。③然后将竹笋、盐放入锅内，翻炒至笋熟时，起锅装盘即可。

|专家点评| 竹笋中含有大量的优质蛋白以及人体所必需的8种氨基酸，适合宝宝食用。竹笋含有一种白色的含氮物质，构成了竹笋独有的清香，具有开胃、促进消化、增强食欲的作用，对食欲不振、消化不良的宝宝有一定的调理作用。竹笋还可促进肠胃蠕动，降低体内多余脂肪，因此，尤其适合便秘、营养过剩、体型肥胖的宝宝食用。需要注意的是，竹笋性寒，宝宝不宜多食。

选用嫩一点的竹笋烹饪，口感会更好，老的竹笋纤维太多。

## 推荐菜例 2 竹笋鸡汤

|原料| 鸡半只，竹笋3根

|调料| 姜2片，料酒10毫升，盐4克

|做法| ①鸡清洗干净，剁块，放入锅内汆烫，去除血水后捞出，冲净。②另起锅放水烧开，下鸡块和姜片，并淋入料酒，改小火烧15分钟。③竹笋去壳，清洗干净后切成厚片，放入鸡汤内同煮至熟软（约10分钟），然后加盐调味，即可熄火盛出食用。

|专家点评| 竹笋味道清淡鲜嫩，营养丰富。其含有充足的水分、丰富的植物蛋白以及钙、磷、铁等人体必需的矿物质，特别是纤维素含量很高，常食有帮助消化、防止便秘的功能。鸡肉蛋白质含量较高，且易被人体吸收利用，有增强体力、强壮身体的作用。用竹笋和鸡煲汤，既滋补又不油腻，有助于增强宝宝的免疫功能，提高宝宝的防病抗病能力。

食用竹笋前应先用开水焯过，以去除笋中的草酸，以免草酸在肠道内与钙结合成难吸收的草酸钙。

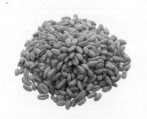

# 小麦

## Xiao Mai

【适用量】每天20~30克。

【热量】1326千焦/100克

【性味归经】性凉，味甘。归心经。

[别名] 麦子。

【主打营养素】

蛋白质、淀粉

◎小麦中含有丰富的蛋白质，蛋白质对宝宝身体的正常代谢及生长极其有益，其中含有的淀粉对人体能起到保护作用，可以防止营养成分的流失或被破坏。

## ◎食疗功效

小麦具有生津止汗、镇静益气、健脾厚肠、除热止渴的功效，对宝宝体虚多汗、心烦失眠等症有一定的辅助疗效。将它煎汤食用，可治淋病。磨成末服用，能杀蛔虫。将陈麦煎汤饮用，还可以止虚汗。将它烧成灰，用油调和，可涂治各种疮及汤火灼伤。长时间食用，可养肠胃，增强气力，使人肌肉结实。它可以养气，补不足，还可以治疗中暑、肺热。

## ◎选购保存

应该选择干净、无霉变、无虫蛀、无发芽的优质小麦，小麦的子粒要饱满、圆润、无杂质、干燥。小麦应以低温储藏，可通过日晒降低小麦含水量。

### 营养成分表

| 营养素 | 含量（每100克） |
| --- | --- |
| 蛋白质 | 11.9克 |
| 脂肪 | 1.3克 |
| 糖类 | 64.4克 |
| 膳食纤维 | 10.8克 |
| 维生素A | — |
| 维生素C | — |
| 维生素E | 1.82毫克 |
| 叶酸 | 未检测 |
| 烟酸 | 4毫克 |
| 钙 | 34毫克 |
| 铁 | 5.1毫克 |
| 锌 | 2.33毫克 |
| 磷 | 325毫克 |

## ◎搭配宜忌

| 小麦+荞麦<br>小麦+山药 |  | 营养更全面<br>辅助治疗小儿脾胃虚弱 |
| --- | --- | --- |
| 小麦+食用碱<br>小麦+蜂蜜 |  | 破坏维生素<br>引起身体不适 |

### 温馨提示

存放时间适当长些的小麦粉比新磨的麦粉品质好，民间有"麦吃陈，米吃新"的说法，麦粉与大米搭配着吃最好。另外，因为小麦不容易煮熟，因此，用新鲜小麦熬粥食用时，应提前将小麦洗净，加水浸泡。

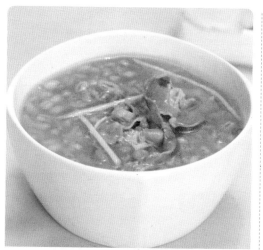

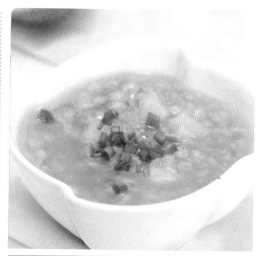

## 推荐菜例 ① 瘦肉麦仁粥

**原料** 瘦肉100克，麦仁80克

**调料** 姜丝2克

**做法** ① 将瘦肉洗净，切片；麦仁淘净，浸泡3个小时。② 锅中注水，下入麦仁，大火煮沸，再下入切好的瘦肉和姜丝。转中火熬煮至麦粒开花。③ 改小火，待粥熬出香味即可。

**专家点评** 瘦肉中的部分水溶性物质，比如氨基酸和含氮物质能使汤味鲜美，它们溶解越多，粥的味道越浓，越能刺激人体胃液分泌，增进宝宝的食欲。瘦肉所含的营养成分相近，且较肥肉更加易于宝宝的消化。而麦仁中含有大量的膳食纤维，对宝宝的肠胃有极大的益处，其含有的铁还可增强血液的带氧功能，促进宝宝的血液循环。这款粥不仅味道鲜美，同时还满足了宝宝身体发育所需的各种营养元素。

　　磨小麦粉时，小麦不要研磨得太细，否则谷粒表层所含的维生素、矿物质等营养素会流失。

## 推荐菜例 ② 菠萝麦仁粥

**原料** 菠萝30克，麦仁80克

**调料** 白糖12克，葱少许

**做法** ① 菠萝去皮洗净，切块，浸泡在淡盐水中；麦仁泡发洗净；葱洗净，切花。② 锅置火上，注入清水，放入麦仁，用大火煮至熟，放入菠萝同煮。③ 改用小火煮至浓稠，可闻到香味时，入白糖调味，撒上葱花即可。

**专家点评** 小麦仁中不含胆固醇，富含的纤维能促进宝宝肠道的蠕动，帮助宝宝消化和排便，预防宝宝便秘；小麦还含有少量矿物质，如铁和锌，可强化宝宝的免疫机能，增强宝宝的抗病毒能力。菠萝中所含的蛋白质分解酵素可以分解蛋白质，还能助消化；菠萝富含的维生素B₁能促进新陈代谢，消除疲劳感。这款粥品是宝宝消化积食、促进成长发育的不错辅食之选。

　　一般情况下，软麦仁必须煮20～30分钟，但是可以通过炒制缩短其烹调时间。

# ◎ 13～18个月宝宝忌吃的食物

这一阶段宝宝处于大脑发育的关键期，对于一些影响宝宝大脑发育的食材，爸爸妈妈应该坚决抵制。那么，具体有哪些食材呢？

## 巧克力 　🔊 不宜食用巧克力的原因

❌ 忌吃关键词

可可碱、咖啡因

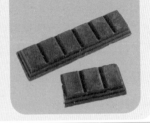

巧克力含有大量的糖和脂肪，而蛋白质、维生素、矿物质含量低，营养成分的比例不符合宝宝生长发育的需要。饭前进食巧克力易产生饱腹感，进而影响宝宝的食欲，使正常的生活规律和进餐习惯被打乱，影响宝宝的身体健康。巧克力中过量的糖会干扰血液中葡萄糖的浓度，对神经系统有兴奋的作用，会使宝宝不易入睡和哭闹不安，影响宝宝大脑的正常休息，导致营养过剩，甚至出现肥胖症。

## 汤 圆 　🔊 不宜食用汤圆的原因

❌ 忌吃关键词

糯米、黏

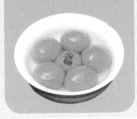

汤圆是由糯米制作的，而糯米比较黏，宝宝食用汤圆的时候，很容易将汤圆粘在食道上，进而堵塞呼吸道。另外，糯米本身较难消化，而宝宝的胃肠道功能还不够完善，消化功能较弱，再加上宝宝吞咽反射功能未发育完全，贸然食用汤圆很容易出现危险。因此，3岁以内的宝宝应禁食汤圆。患有呼吸道疾病的宝宝最好禁止食用汤圆，以免加重病情。

## 火腿肠 　🔊 不宜食用火腿肠的原因

❌ 忌吃关键词

添加剂

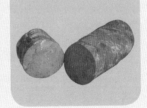

火腿肠以畜禽肉为主要原料，辅以填充剂，然后再加入调味品、香辛料、品质改良剂、护色剂、保水剂、防腐剂等物质，采用腌渍、斩拌（或乳化）、高温蒸煮等加工工艺制成。其所加的辅助调料较多，口味比较重，不适合此阶段的宝宝食用。另外，火腿肠中含有添加剂，添加剂对婴幼儿的健康有很大的影响。因此，3岁以下的宝宝应禁食火腿肠，3岁以上的宝宝也应少或不食火腿肠。

# 咸菜

盐是百味之首，父母让宝宝吃些咸味的榨菜、腌菜等咸菜，其实对宝宝的健康是有害无益的。吃过咸的食物不仅容易引起多种疾病，还会损伤动脉血管，影响脑组织的血液供应量，导致记忆力下降，反应迟钝，智力降低。此外，过量的盐对宝宝尚未发育成熟的肾脏来说也是一种沉重的负担。因此，父母在给宝宝准备食物时，一定要少放盐，也不要给宝宝吃咸菜。

### ❌ 忌吃关键词

**盐、脑细胞缺氧**

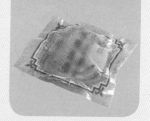

# 浓 茶

■ 不宜饮茶的原因

茶中含有咖啡因、鞣酸、茶碱等成分，咖啡因是一种很强的兴奋剂，能兴奋宝宝的神经系统，诱发宝宝出现多动症。鞣酸能干扰人体对食物中蛋白质以及钙、铁、锌等矿物质的吸收，导致宝宝缺乏蛋白质和矿物质，进而影响其正常的生长发育。茶碱能使宝宝的中枢神经系统过度兴奋，会导致宝宝不易入睡，造成宝宝多尿、睡眠不安、影响宝宝大脑的休息，进而阻碍宝宝的智力发育。

### ❌ 忌吃关键词

**咖啡因、鞣酸、茶碱**

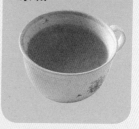

# 饮 料

■ 不宜喝饮料的原因

经常给宝宝喝饮料，无论是可乐、果茶，还是配制型果汁、乳酸饮料，都会刺激宝宝的胃，特别是乳酸饮料，经常喝还会使宝宝的小乳牙受到伤害。而咖啡、可乐等饮料中的咖啡因会影响宝宝大脑的发育。饮料中含有大量的糖分、合成色素、防腐剂及香精等成分，这些物质进入宝宝体内，会加重宝宝肝肾的负担。因此，1岁以前的宝宝应禁食所有的饮料，1~3岁的宝宝，可以饮用自制的兑水果汁。

### ❌ 忌吃关键词

**咖啡因、合成色素、防腐剂**

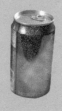

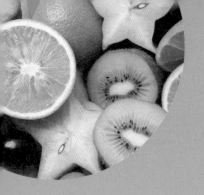

# 第六章

## 19~36个月宝宝
## 饮食宜忌

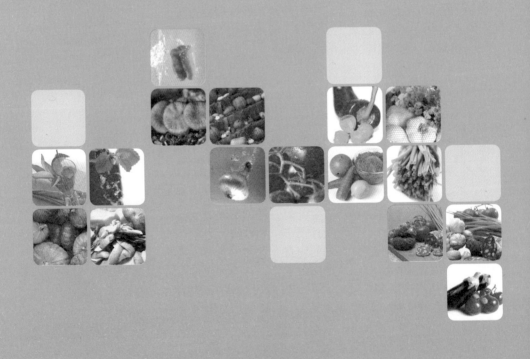

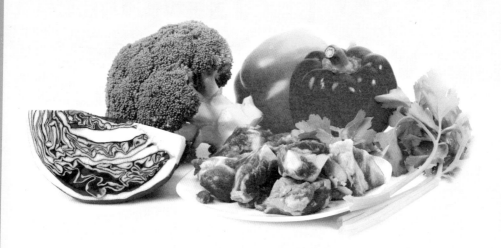

　　19～36个月的宝宝，乳牙都出齐了，咀嚼能力有了进一步的提高，消化系统已经日趋完善，一日三餐的习惯已形成。这个阶段，爸爸妈妈为宝宝准备的辅食已经不需要像之前那样精细了，但是，饮食还是以细软为主，同时，要注意丰富宝宝的食材，确保宝宝营养的均衡。

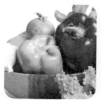 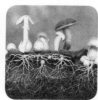 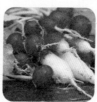 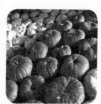

# 19~36个月 宝宝辅食添加注意事项

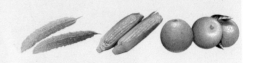

◎很多宝宝现在已经断奶了，营养摄取主要来自于辅食，那么，在给宝宝准备食物时，爸爸妈妈需要注意什么呢？

## 1 本阶段的喂养要点

宝宝18个月后，肠胃消化、吸收功能得到了进一步的发展，免疫力也有所提高，粮食、蔬菜、肉类等食物逐渐成为宝宝的主食。这一阶段是宝宝大脑和身体发育的关键期，如果营养不足或喂养不合理，会严重影响宝宝脑组织和身体的生长发育，从而影响宝宝的智力发育和生理发育。

**进食安排：** 此阶段宝宝的进食分早、中、晚三餐和午前点、午后点。早餐时间7：00左右，可食用配方奶、豆浆、馒头、面包等；午餐时间12：00左右，可食用软饭、碎肉、鱼肉、碎菜、汤等；晚餐时间18：00左右，可食用蔬菜、瘦肉、面条等。9：00～10：00时，可以让宝宝吃些水果；14：00～15：00时，可以让宝宝吃些饼干、糕点等食物，以补充身体消耗的能量。

**饮食量：** 这个阶段的宝宝大部分的营养由辅食提供，因为宝宝活动量越来越大，因此，妈妈在喂食宝宝辅食时，需要增加宝宝的饮食量，在保证宝宝每天进食3次辅食的基础上，每次的辅食量至少达到120克。在进食辅食后，如果能再喂食宝宝120～160毫升的母乳或牛奶，这种辅食加乳汁的结合可以让宝宝维持到下一次的进餐时间，如果只是单纯进食辅食的话，在下一个进餐点之前，妈妈必须给宝宝准备一些零食，以保证宝宝在下一个辅食前不会感到饥饿。

**食物多样化：** 这一阶段的宝宝，之前很多要小心吃的食品，现在基本上都可以吃了。在选择这些材料时，妈妈最好每次选择一种或两种，一次不要增加太多，确认宝宝没有不良反应后再考虑是否加量。妈妈在制定食谱、制作食物的时候，需要将各种类别的食材进行合理搭配，以补充宝宝身体必需的营养素。

## 2 粗细粮的合理搭配

幼儿是指1～3周岁的小儿，这是小儿发育最快的年龄段之一。在这一阶段，合理、平衡的膳食对他们是十分重要的。合理的营养是健康的物质基础，而平衡的膳食是合理营养的唯一途径。在平衡膳食中，粗细粮搭配十分重要，可又往往被一些家长所忽视，由于有些家长没有吃粗粮的习惯，孩子也很少吃到粗粮。

在婴幼儿的饮食中合理、适量地加入粗粮，可以弥补细粮中某些营养成分缺乏的不足，从而实现婴幼儿营养均衡全面。细粮的成分主要是淀粉、蛋白质、脂肪，维生素的含量相对较少，这是因为粮食加工得越精细，在加工的过程中维生素、无机盐的损失就会越大，就会越容易导致营养缺乏症。比如维生素B₁缺乏时，可以引起脚气病，婴幼儿会出现头痛、失眠等症状，严重时还会出现多发性神经炎，导致全身水肿、表情淡漠等。

幼儿良好的饮食习惯应包括各种营养食品的合理搭配，其中粗粮是不可或缺的，所以，在幼儿饮食中搭配一点粗粮，不仅关系到他们现在的成长，还影响到以后的健康。

## 3 水果不能代替蔬菜

有些宝宝不爱吃蔬菜，一段时间后，不仅会导致营养不良，而且很容易出现便秘等症状。有些妈妈在遇到这种情况后，就想用水果代替蔬菜，以为这样可以缓解宝宝的不适，然而，效果却并不明显。从营养元素上来说，水果是不能代替蔬菜的，蔬菜中富含的纤维，是保证大便通畅的主要营养之一，同时，蔬菜中所含的维生素、矿物质也是水果所不能替代的。因此，为了保证宝宝身体健康，蔬菜的摄入是必须的，如果宝宝不喜欢吃，妈妈可以用一些小方法，将蔬菜混合到宝宝喜欢的菜食中，如将蔬菜切碎和肉一起煮成汤，或做成菜肉馅的饺子等。

## 4 禁止喂食宝宝"汤泡饭"

有些父母认为汤水中营养丰富，而且还能使饭更软一点，宝宝容易消化，因此，常常给宝宝喂食汤泡饭。其实，这样的喂食方法有很多弊端。首先，汤里的营养不到10%，而且，大量汤液进入宝宝胃部，会稀释胃酸，影响宝宝消化吸收。其次，长期食用汤泡饭，会养成宝宝囫囵吞枣的饮食习惯，影响宝宝咀嚼功能的发育，养成不良的饮食习惯和生活习惯，还会大大增加宝宝胃的负担，可能会让宝宝从小就患上胃病。最后，汤泡饭很容易使汤液和米粒呛入气管，造成危险。

另外，吃饭时边吃边喝水或奶，也是很不好的习惯，所达到的效果和汤泡饭是一样的，都会影响消化液分泌，冲淡胃液的酸度，导致宝宝消化不良。加上宝宝脾胃发育相对太弱，免疫细胞功能较弱，长期下去，不但影响饭量，还会伤及身体。

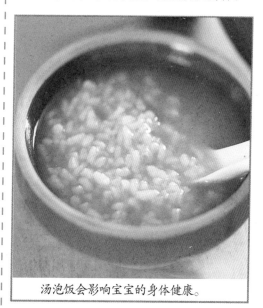

汤泡饭会影响宝宝的身体健康。

# ◎ 19～36个月宝宝宜吃的食物

很多宝宝现在已经断奶了，营养摄取主要来自于辅食。那么，在给宝宝准备食物时，爸爸妈妈需要注意什么呢？

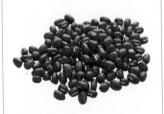

# 红豆

**Hong Dou**

[别名] 牛乳。

【适用量】每次食用30克左右为宜。

【热量】1293千焦/100克

【性味归经】性平，味甘、酸。归心、小肠经。

## 【主打营养素】

膳食纤维、糖类、维生素E、铁、锌

◎红豆含有丰富的膳食纤维，可以促进排便，防治宝宝便秘。红豆中还含有大量的糖类、维生素E、铁、锌等营养素，能够补充宝宝身体所需的营养，提高宝宝的免疫能力。

## ◎食疗功效

红豆营养丰富，含有丰富的蛋白质、脂肪、糖类、粗纤维、维生素B$_2$等多种人体所需的营养元素，具有止泻、消肿、通乳、健脾养胃、清热利尿、抗菌消炎、解除毒素等功效，还能增进食欲，促进宝宝胃肠道的消化和吸收功能，具有良好的润肠通便的功效。

## ◎选购保存

红豆以豆粒完整、大小均匀、颜色深红、紧实薄皮的为佳。将拣去杂物的红豆摊开晒干，装入塑料袋，再放入一些剪碎的干辣椒，扎紧袋口，存放于干燥处保存。

## ◎搭配宜忌

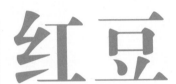

红豆+南瓜
红豆+粳米 ✅ 可润肤、止咳、减肥
可益脾胃

红豆+羊肚
红豆+盐 ❌ 可致水肿、腹痛、腹泻
会使药效减半

## 温馨提示

红豆具有利水、解毒的功效。宝宝夏季容易受热毒影响，爸爸妈妈可以煮一些红豆汤给宝宝食用，既能补充宝宝所需的水分，还能缓解宝宝大小便不利的症状。红豆难熟，给宝宝食用时，一定要将红豆煮烂。

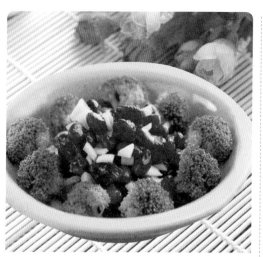

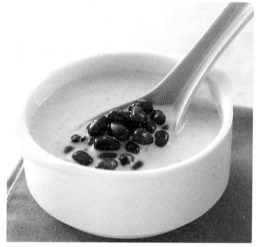

## 推荐菜例 ① 凉拌西蓝花红豆

**原料** 红豆50克，西蓝花250克，洋葱50克

**调料** 橄榄油3毫升，柠檬汁少许，盐2克

**做法** ①洋葱洗净，切丁，泡水备用；红豆洗净，泡水4小时，入锅中煮熟；西蓝花洗净，切小朵，放入开水中氽烫至熟，捞出泡凉水备用。②将橄榄油、盐、柠檬汁调成酱汁备用。③将洋葱从水中捞出，沥干，放入锅中，加入西蓝花、红豆、酱汁混合拌匀即可食用。

**专家点评** 红豆富含铁质，有补血、促进血液循环、强化体力、增强抵抗力的效果，能让宝宝气色红润。同时，红豆中的皂苷可刺激肠道，有良好的利尿作用，能治疗宝宝的小便不利等症状。西蓝花中还含有一种可以缓解焦虑的物质，对睡眠不安的宝宝能起到很好的调养作用。西蓝花还含有丰富的维生素C，能提高宝宝的免疫力，增强宝宝的体质。

### 烹饪常识

不要选用花序全开的西蓝花。

## 推荐菜例 ② 红豆牛奶汤

**原料** 红豆15克，低脂鲜奶190毫升

**调料** 蜂蜜5毫升

**做法** ①红豆洗净，浸泡一夜。②红豆放入锅中，开中火煮约30分钟，熄火后再焖煮约30分钟。③将红豆、蜂蜜、低脂鲜奶放入碗中，搅拌混合均匀即可食用。

**专家点评** 红豆是一种营养高、功效多的杂粮，它富含蛋白质、脂肪、糖类、B族维生素和钾、铁、磷等营养物质。秋冬季怕冷、易疲倦、面少血色的宝宝，应经常食用红豆食品，以补血、促进血液循环、增强体力和抗病能力。红豆与醇香的牛奶搭配，既添加了钙质和优质蛋白，又能给宝宝提供更全面的营养，不仅能补充宝宝骨骼和牙齿发育所需要的钙质，还能预防宝宝佝偻病的出现。

### 烹饪常识

红豆豆质较硬，不容易熟，建议烹煮前用水浸泡数小时。

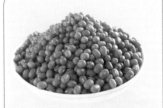

# 绿豆

## Lü Dou

[别名] 青小豆、交豆、青豆子。

【适用量】每日50克左右为宜。

【热量】436千焦/100克

【性味归经】性凉，味甘。归心、胃经。

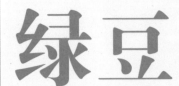

【主打营养素】

蛋白质、磷脂、糖类、钙

◎绿豆中所含的蛋白质、磷脂均有兴奋神经、增进食欲的功能，是机体许多重要脏器增加营养所必需的营养物质。绿豆还富含糖类和钙，能强壮宝宝筋骨。

## ◎食疗功效

绿豆具有清热解毒、消暑止渴、利水消肿等功效。常服绿豆汤不仅能补充宝宝身体所需的水分，还能及时补充无机盐。夏天的时候，用绿豆煮汤让宝宝食用，对宝宝因炎热而导致的食欲不振有食疗作用。

## ◎选购保存

优质绿豆外皮有蜡质，子粒饱满、均匀，很少破碎，无虫，不含杂质。褐色或表面白点多的绿豆，已经变质或已被虫蛀，不宜选购食用。将绿豆在阳光下暴晒5个小时，然后趁热密封保存。

## 营养成分表

| 营养素 | 含量（每100克） |
|---|---|
| 蛋白质 | 21.6克 |
| 脂肪 | 0.8克 |
| 糖类 | 62克 |
| 膳食纤维 | 6.4克 |
| 维生素A | 22微克 |
| 维生素B$_1$ | 0.25毫克 |
| 维生素B$_2$ | 0.11毫克 |
| 维生素C | 未测定 |
| 维生素E | 10.95毫克 |
| 钙 | 81毫克 |
| 铁 | 6.50毫克 |
| 锌 | 2.18毫克 |
| 硒 | 4.28微克 |

## ◎搭配宜忌

| | | |
|---|---|---|
| 绿豆+大米 ✓ | 有利于消化吸收 | |
| 绿豆+百合 | 可解渴润燥、降压降糖 | |
| 绿豆+狗肉 ✗ | 会引起中毒 | |
| 绿豆+榛子 | 容易导致腹泻 | |

## 温馨提示

绿豆有清热解毒的作用，适合在炎热的夏季食用。绿豆偏凉，胃虚寒、肾气不足、体质虚弱的宝宝最好不要食用绿豆。让宝宝食用绿豆汤时，一定要将绿豆煮烂。

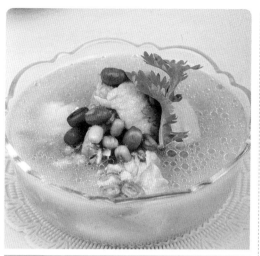

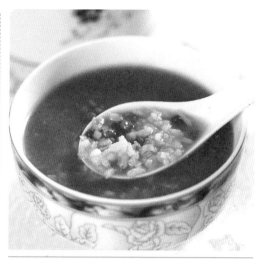

## 推荐菜例 1 绿豆鸭子汤

|原料| 鸭肉250克，绿豆、红豆各20克

|调料| 盐适量

|做法| ①将鸭肉洗净，切块；绿豆、红豆淘洗干净备用。②净锅上火倒入水，调入盐，下入鸭肉、绿豆、红豆煲至熟即可。

|专家点评| 绿豆中赖氨酸的含量高于其他食物。此外，绿豆还富含淀粉、脂肪、蛋白质、多种维生素及锌、钙等矿物质。中医认为，绿豆有清热解毒、消暑止渴、利水消肿的功效，是宝宝补锌的食疗佳品。对于便秘或夏季食欲不振的宝宝来说，绿豆既可降火消暑，还可补充水分，缓解宝宝因肠道干结而引起的便秘。鸭肉含丰富的蛋白质、脂肪、维生素B$_1$、维生素B$_2$、糖类、铁、钙、磷、钠、钾等成分，还能补充宝宝身体所需的多种营养。

### 烹饪常识

烹调时加入少量盐，肉汤会更鲜美。煲汤前将鸭块入沸水锅中氽烫一下，然后用清水冲洗，将鸭块上的血水冲洗干净，汤会更美味。

## 推荐菜例 2 绿豆粥

|原料| 绿豆80克，大米50克

|调料| 红糖5克

|做法| ①将大米和绿豆洗净，泡水30分钟备用。②锅中放适量水，加入绿豆、大米大火煮开。③转用小火煮至大米熟烂，粥浓时，再下入红糖，继续煮至糖化开即可。

|专家点评| 这道绿豆粥香甜嫩滑，有清肝泄热、开胃解渴的功效，适合夏季食欲不振的宝宝食用。绿豆中赖氨酸的含量高于其他食物。同时，绿豆还富含淀粉、脂肪、蛋白质、多种维生素及锌、钙等矿物质，为宝宝提供了身体所需的多种营养成分。绿豆中还含有香豆素、生物碱等多种生物活性物质，能提高宝宝的身体免疫力。大米中的蛋白质主要是米精蛋白，其氨基酸的组成比较完整，宝宝容易消化吸收。

### 烹饪常识

红糖不宜加太多，以免过甜。绿豆煮至膨胀破裂即表明已经熟透。

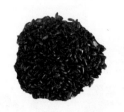

# 黑米

## Hei Mi

[别 名] 血糯米。

【适用量】每天10克左右。

【热量】276千焦/100克

【性味归经】性平，味甘。归脾、胃经。

## ◎食疗功效

黑米具有健脾开胃、益气强身、补肝补肾等功效，是防病强身的滋补佳品。同时，黑米中还含B族维生素、蛋白质等，对于流感、咳嗽都有食疗保健作用。黑米还具有健脾暖肝、明目活血的作用，可以辅助治疗贫血、头昏、视物不清、头发早白等多种病症。黑米还具有抗菌、降低血压、抑制癌细胞生长的功效。

## ◎选购保存

好的黑米有光泽，米粒大小均匀，无虫，不含杂质，气味清香。挑选黑米时用手搓，如果掉色，则不是优质的黑米。保存时，用木质有盖容器装盛，置于阴凉、干燥、通风处。

## 营养成分表

| 营养素 | 含量（每100克） |
|---|---|
| 蛋白质 | 9.4克 |
| 脂肪 | 2.5克 |
| 糖类 | 68.3克 |
| 膳食纤维 | 3.9克 |
| 维生素B₁ | 0.33毫克 |
| 维生素B₂ | 0.13毫克 |
| 维生素E | 0.22毫克 |
| 叶酸 | 未检测 |
| 烟酸 | 7.9毫克 |
| 钙 | 12毫克 |
| 铁 | 1.6毫克 |
| 锌 | 3.8毫克 |
| 磷 | 356毫克 |

## ◎相宜搭配

| 黑米+生姜 | 降胃火 |
|---|---|
| 黑米+牛奶 | 益气、补血、生津、健脾胃 |
| 黑米+红豆 | 可气血双补 |
| 黑米+绿豆 | 可健脾胃、去暑热 |

## 温馨提示

黑米淘洗次数过多会导致营养成分流失，所以淘洗干净即可。黑米需要长时间熬煮至熟烂，未煮熟的黑米不能食用，易引起急性肠胃炎。黑米外有一层坚韧的种皮，不易煮烂，建议煮前将黑米清洗干净，用清水浸泡数小时。

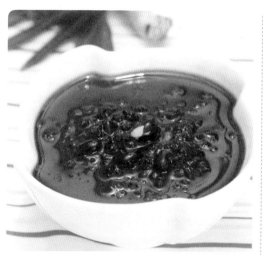

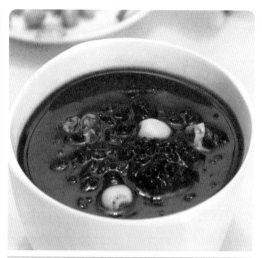

## 推荐菜例 1 黑米粥

|原料|黑米80克

|调料|白糖少许

|做法|①黑米洗净，置于冷水锅中浸泡半小时，捞出沥干水分。②锅中加入适量清水，放入黑米，以大火煮至开花。③再转小火将粥煮至呈浓稠状，调入少许白糖即可。

|专家点评|黑米是一种高蛋白质、维生素及纤维素含量丰富的食品，还含有人体不能自然合成的多种氨基酸和微量元素，具有滋阴补肾、明目聪耳的功效。黑米中富含的粗纤维也能促进宝宝的肠胃蠕动，有助于宝宝的排便，二者混合煮成粥，有助于宝宝肠胃的吸收，此粥对宝宝有很好的食补作用。

 烹饪常识

口感较粗的黑米适合用来煮粥。如果不选择磨成粉状，煮粥前可以先浸泡，充分吸收水分。泡米用的水要与米同煮，以保存其中的营养成分。

## 推荐菜例 2 核桃莲子黑米粥

|原料|核桃仁20克，莲子20克，黑米80克

|做法|①将核桃仁、黑米洗净备用。②莲子去心洗净，备用。③将核桃仁研碎，待水烧开后，下核桃、黑米和莲子。④粥开后转小火，煮至莲子软烂，粥至浓稠状即可。

|专家点评|黑米中不仅含有丰富的锌、铜、锰等矿物质，还含有大米中所缺乏的维生素C、叶绿素、胡萝卜素等营养元素。核桃仁含有较多的蛋白质及人体必需的不饱和脂肪酸，能滋养宝宝的脑细胞，增强脑功能。将核桃、莲子和黑米同煮食用，具有强身健体、健脑益智的作用，对宝宝大脑健康发育具有很大的帮助。

烹饪常识

因为核桃油很多，研细了会变黏，很难弄，如果想研磨得像酱一样没有颗粒，可用一个长筒形杯子用擀面杖反复捣即可。

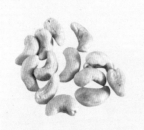

# 腰果

## Yao Guo

[别名] 肾果、树花生、鸡腰果。

【适用量】每日30克为宜。
【热量】2088千焦/100克
【性味归经】性平，味甘。
归脾、胃、肾经。

## ◎食疗功效

腰果对食欲不振、心衰、下肢水肿及多种炎症有显著功效，尤其有酒糟鼻的人更应多食。腰果对夜盲症、干眼病及皮肤角化有预防作用，能增强人体的抗病能力，预防癌症。腰果还含有丰富的油脂，可以润肠通便，防治宝宝大便不畅。

## ◎选购保存

腰果以外观呈完整月牙形、色泽白、饱满、气味香、油脂丰富、无蛀虫、无斑点者为佳。腰果不宜久存；若要保存，应存放于密封罐中，放入冰箱冷藏保存，或放在阴凉通风处，避免阳光直射。

## ◎搭配宜忌

| 腰果+莲子 腰果+茯苓 ✔ | 可养心安神、降压降糖 可补润五脏、安神 |
|---|---|
| 腰果+虾仁 腰果+鸡蛋 ✘ | 导致高钾血症 会引起腹痛、腹泻 |

## 营养成分表

| 营养素 | 含量（每100克） |
|---|---|
| 蛋白质 | 17.3克 |
| 脂肪 | 36.7克 |
| 糖类 | 41.6克 |
| 膳食纤维 | 3.6克 |
| 维生素A | 8微克 |
| 维生素B₁ | 0.27毫克 |
| 维生素B₂ | 0.13毫克 |
| 维生素E | 3.17毫克 |
| 钙 | 26毫克 |
| 镁 | 153毫克 |
| 铁 | 4.8毫克 |
| 锌 | 4.3毫克 |
| 硒 | 34微克 |

## 温馨提示

腰果有补充体力和消除疲劳的良好功效，还能使干燥的皮肤得到改善，让宝宝的肌肤更加滋润，同时还可以为宝宝补充铁、锌等。但是，腰果含有多种过敏原，因此，在喂食宝宝的时候，一定要谨慎，且不宜过多。

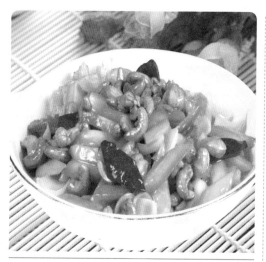

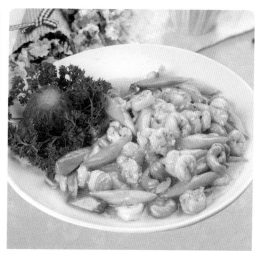

推荐菜例 **1** 腰果炒西芹

|原料| 西芹200克，百合、腰果各100克，甜红椒、胡萝卜各50克

|调料| 盐、糖各3克，油、水淀粉适量

|做法| ①西芹清洗干净，切段；百合清洗干净，切片；甜红椒去蒂清洗干净，切片；胡萝卜清洗干净，切片；腰果清洗干净。②锅下油烧热，放入腰果略炸一会儿，再放入西芹、百合、甜红椒、胡萝卜一起炒，加盐、糖炒匀，待熟用水淀粉勾芡，装盘即可。

|专家点评| 西芹百合加上腰果，蔬菜的爽脆和腰果的清香，使这道菜让宝宝百吃不厌。腰果中的某些维生素和微量元素成分有很好的软化血管的作用，对保护血管、防治心血管疾病大有益处。西芹含有多种维生素和丰富的纤维，可促进食欲，健脑。此道菜适合1岁半左右的宝宝食用。

烹饪常识

腰果可先焯水，沥干，再入油锅炸至香酥。

推荐菜例 **2** 腰果虾仁

|原料| 鲜虾200克，腰果、黄瓜各150克，胡萝卜100克

|调料| 鸡精2克，盐3克，油、油、水淀粉适量

|做法| ①鲜虾收拾干净；黄瓜清洗干净，切块；胡萝卜去皮，清洗干净切块。②热锅下油烧热，入腰果炒香后，放入虾滑炒片刻，再放入黄瓜、胡萝卜同炒。③加鸡精、盐调味，炒熟，用水淀粉勾芡装盘即可。

|专家点评| 虾的营养价值极高，它富含蛋白质、脂肪、糖类、维生素以及矿物质等营养成分，能够补充宝宝身体所需的营养，促进宝宝骨骼的发育，提高身体免疫力。此外，虾有健脑益智的作用，尤其是海虾，有助于集中精神。需要注意的是，因为虾本身就比较容易引起过敏，因此，患过敏性疾病的宝宝不宜吃虾。

烹饪常识

买回来的虾须将长须以及多余的部分剪去，在虾的第二指节处，用牙签抽出虾肠，再清洗一下备用。

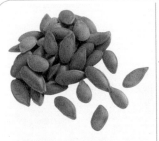

# 南瓜子
## Nan Gua Zi

【适用量】每日60克为宜。
【热量】2402千焦/100克
【性味归经】性平、味甘。归大肠经。

[别名] 南瓜仁、白瓜子、金瓜米。

【主打营养素】

蛋白质、脂肪、维生素E、矿物质

◎南瓜子含有丰富的蛋白质、脂肪，以及钙、铁、锌等矿物质，有滋养作用，产妇可通过乳汁为婴儿提供生长发育所需的营养。此外，南瓜子含有的维生素E，可防止色素沉着。

## 营养成分表

| 营养素 | 含量（每100克） |
| --- | --- |
| 蛋白质 | 36克 |
| 脂肪 | 46.1克 |
| 糖类 | 7.9克 |
| 膳食纤维 | 4.1克 |
| 维生素A | 未测定 |
| 维生素B$_1$ | 0.08毫克 |
| 维生素B$_2$ | 0.16毫克 |
| 维生素C | 为测定 |
| 维生素E | 27.28毫克 |
| 钙 | 37毫克 |
| 铁 | 6.5毫克 |
| 锌 | 7.12毫克 |
| 硒 | 27.03微克 |

## ◎搭配宜忌

| 南瓜子+花生<br>南瓜子+蜂蜜 | ✓ | 可改善小儿营养不良<br>治蛔虫病 |
| --- | --- | --- |
| 南瓜子+咖啡<br>南瓜子+羊肉 | ✗ | 影响铁的吸收<br>会引起腹胀、胸闷 |

推荐菜例 **凉拌玉米瓜仁**

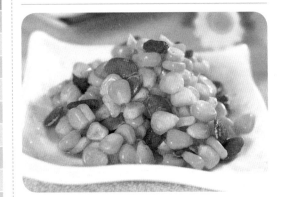

|原料| 玉米粒100克，南瓜子仁50克，枸杞10克

|调料| 香油、盐各适量

|做法| ①先将玉米粒洗干净，沥干水；再将南瓜子仁、枸杞洗干净。②将玉米粒、南瓜子仁、枸杞一起入沸水中焯熟，捞出，沥干水后，加入香油、盐，拌均匀即可。

|专家点评| 这道菜具有良好的滋养作用。南瓜子富含脂肪、蛋白质、B族维生素、维生素C以及尿酶、南瓜子氨酸等，与玉米、枸杞一起同食，能为宝宝提供充足的营养，还能促进宝宝消化吸收。

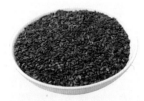

【适用量】每日食用10~20克为宜。

【热量】2222千焦/100克（黑芝麻）

【性味归经】性平，味甘。归肝、肾、肺、脾经。

# 芝麻

## Zhi Ma

[别 名] 胡麻、黑芝麻。

【主打营养素】

矿物质、维生素A、维生素D

◎芝麻富含矿物质，如钙、镁、铁等，有助于骨头生长，补血益气。此外，其还含有脂溶性维生素A、维生素D等，对产妇有补中健身、和血脉及破积血等良好的作用。

## 营养成分表

| 营养素 | 含量（每100克） |
| --- | --- |
| 蛋白质 | 19.1克 |
| 脂肪 | 46.1克 |
| 糖类 | 24.1克 |
| 膳食纤维 | 14克 |
| 维生素A | 未测定 |
| 维生素B$_1$ | 0.66毫克 |
| 维生素B$_2$ | 0.25毫克 |
| 维生素C | 未测定 |
| 维生素E | 50.4毫克 |
| 钙 | 780毫克 |
| 铁 | 22.7毫克 |
| 锌 | 6.13毫克 |
| 硒 | 4.7微克 |

## ◎ 相宜搭配

| 芝麻+海带 | 美容、抗衰老 |
| --- | --- |
| 芝麻+核桃 | 改善睡眠 |
| 芝麻+桑葚 | 降血脂 |
| 芝麻+冰糖 | 润肺、生津 |

推荐菜例

# 木瓜芝麻羹

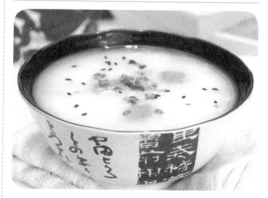

|原料| 木瓜20克，熟芝麻少许，大米80克

|调料| 盐2克，葱少许

|做法| ①大米泡发洗净；木瓜去皮洗净，切小块；葱洗净，切花。②锅置火上，注入水，加入大米，煮至熟后，加入木瓜同煮。③用小火煮至呈浓稠状时，调入盐，撒上葱花、熟芝麻即可。

|专家点评| 芝麻含有大量的脂肪和蛋白质，还有糖类、维生素A、维生素E、卵磷脂、钙、铁、镁等营养成分，此外，芝麻因富含矿物质，如钙与镁等，有助于促进宝宝骨骼生长，而其他营养成分则能滋润宝宝肌肤。

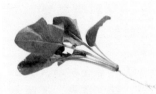

# 菠菜

## Bo Cai

【适用量】每次80克为宜。

【热量】97千焦/100克

【性味归经】性凉，味甘、辛。归大肠、胃经。

[别名] 赤根菜、鹦鹉菜、波斯菜。

【主打营养素】

膳食纤维、铁

◎菠菜富含膳食纤维，能清除胃肠道中的有害毒素，加速胃肠蠕动，帮助消化，预防便秘；菠菜中所含的铁，有预防缺铁性贫血的作用。

## ◎食疗功效

菠菜具有促进肠道蠕动的作用，利于排便，对痔疮、慢性胰腺炎、便秘、肛裂等病症有食疗作用，能促进生长发育，增强抗病能力，促进人体新陈代谢，延缓衰老。菠菜能帮助宝宝预防缺铁性贫血，也适合便秘者、皮肤粗糙者、过敏者食用。

## ◎选购保存

选购菠菜时，以粗壮、叶大、色翠绿、无烂叶和萎叶、无虫害和农药痕迹的为佳。用沾湿的纸来包装菠菜，再装入塑料袋后，放入冰箱冷藏，可保鲜两三天。

## ◎搭配宜忌

| 菠菜+胡萝卜 | ✔ | 可保持心血管的畅通 |
| 菠菜+鸡蛋 | | 可预防贫血、营养不良 |
| 菠菜+大豆 | ✘ | 会损害牙齿 |
| 菠菜+鳝鱼 | | 会导致腹泻 |

## 营养成分表

| 营养素 | 含量（每100克） |
| --- | --- |
| 蛋白质 | 2.6克 |
| 脂肪 | 0.3克 |
| 糖类 | 4.5克 |
| 膳食纤维 | 1.7克 |
| 维生素A | 487微克 |
| 维生素B$_1$ | 0.04毫克 |
| 维生素B$_2$ | 0.11毫克 |
| 维生素C | 32毫克 |
| 维生素E | 1.74毫克 |
| 叶酸 | 110微克 |
| 钙 | 66毫克 |
| 铁 | 2.9毫克 |
| 硒 | 0.97微克 |

## 温馨提示

菠菜含有草酸，草酸与钙结合易形成草酸钙，它会影响宝宝对钙的吸收，因此，菠菜不能与含钙丰富的豆类、豆制品以及木耳、虾米、海带、紫菜等食物同食，要尽可能与蔬菜、水果等碱性食品同食，可使草酸钙溶解排除。

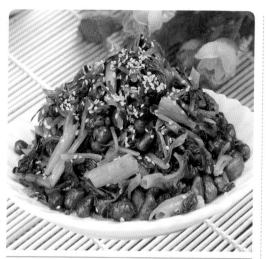

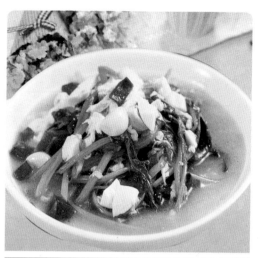

## 推荐菜例 ① 芝麻花生米拌菠菜

|原料| 菠菜400克，花生米150克，白芝麻50克

|调料| 醋、香油各15毫升，盐4克，油适量

|做法| ①将菠菜洗净，切段，焯水，捞出装盘待用；花生米洗净，沥水，入油锅炸熟；白芝麻炒香。②将菠菜、花生米、白芝麻搅拌均匀，再加入香油、醋和盐，拌匀即可。

|专家点评| 这道菜有补血养颜、防癌抗癌、通便滑肠的作用。菠菜中含有大量的植物粗纤维，有润肠排便的作用，能预防宝宝便秘；菠菜中还含有丰富的胡萝卜素、维生素E、微量元素等，有促进人体新陈代谢、调节血糖的作用。花生中含有丰富的卵磷脂，卵磷脂是人体细胞不可缺少的物质，能滋润皮肤，增强记忆力，促进肠胃血液循环及肠胃蠕动，能有效预防并改善便秘。

### 烹饪常识

花生米炸熟之后，不要将其红衣去掉，因为花生米的红衣有补血的功效，能预防宝宝贫血。

## 推荐菜例 ② 上汤菠菜

|原料| 菠菜500克，咸蛋1个，皮蛋1个，鸡蛋清适量，三花淡奶50毫升

|调料| 盐5克，蒜6粒

|做法| ①菠菜洗净，入盐水中焯，装盘；咸蛋、皮蛋各切成丁状。②锅中放100毫升水，倒入咸蛋、皮蛋、蒜下锅煮开，再加三花淡奶煮沸，下鸡蛋清煮匀即成美味的上汤。③将上汤倒于菠菜上即可。

|专家点评| 这道菜清新爽口，是宝宝夏季食物的较佳选择。菠菜茎叶柔软滑嫩、味美色鲜，能增加宝宝的食欲。菠菜中含有大量的抗氧化剂、维生素E以及硒元素，能促进人体细胞增殖，还能激活大脑的功能。另外，菠菜中还含有丰富的维生素C、胡萝卜素、蛋白质，以及铁、钙、磷等矿物质，可帮助宝宝预防缺铁性贫血，增强宝宝的身体素质。

### 烹饪常识

菠菜焯至七成熟为宜，即水开后倒下即可起锅。皮蛋蒸一下之后会更容易切，如果不蒸的话，也可以用线来切。

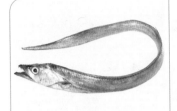

# 带鱼
## Dai Yu

【适用量】每天80克左右。
【热量】512千焦/100克
【性味归经】性温，味甘。归肝、脾经。

[别名] 裙带鱼、海刀鱼、牙带鱼。

【主打营养素】

维生素A、卵磷脂

◎带鱼中含有丰富的维生素A，维生素A有维护细胞功能的作用，可使皮肤、骨骼、牙齿、毛发健康生长。带鱼中的卵磷脂较丰富，对提高宝宝智力、增强宝宝记忆力大有帮助。

## ◎食疗功效

带鱼可补五脏、祛风、杀虫，对脾胃虚弱、消化不良、皮肤干燥者尤为适宜，可用作迁延性肝炎、慢性肝炎的辅助治疗。常吃带鱼还可滋润肌肤，保持皮肤的润湿与弹性。带鱼含有维生素A，有助于维持宝宝眼睛和皮肤的健康。此外，带鱼中卵磷脂较为丰富，对提高智力、增强记忆大有帮助。

## ◎选购保存

选购时以体宽厚、洁白、有亮点、呈银粉色薄膜，眼亮的为优。如果鱼体颜色发黄，无光泽，有黏液，或肉色发红，鳃黑，破肚者为劣质带鱼，不宜食用。带鱼宜冷冻保存。

## ◎搭配宜忌

| | | |
|---|---|---|
| 带鱼+豆腐 带鱼+牛奶 ✔ | 可补气养血 可健脑补肾、滋补强身 | |
| 带鱼+南瓜 带鱼+菠菜 ✘ | 会引起中毒 不利于营养的吸收 | |

### 营养成分表

| 营养素 | 含量（每100克） |
|---|---|
| 蛋白质 | 17.7克 |
| 脂肪 | 4.9克 |
| 糖类 | 3.1克 |
| 维生素A | 29微克 |
| 维生素B$_1$ | 0.02毫克 |
| 维生素B$_2$ | 0.06毫克 |
| 维生素E | 0.82毫克 |
| 钙 | 28毫克 |
| 镁 | 43毫克 |
| 铁 | 1.2毫克 |
| 锌 | 0.7毫克 |
| 硒 | 36.57微克 |
| 铜 | 0.08毫克 |

### 温馨提示

带鱼肉多刺少、营养丰富，常常成为人们餐桌上的美食，可是带鱼的腥味很重，因此，制作时，可以加些料酒祛腥增鲜。另外，要注意，血小板减少、血友病、维生素K缺乏等出血性病症患者应少吃或不吃带鱼。

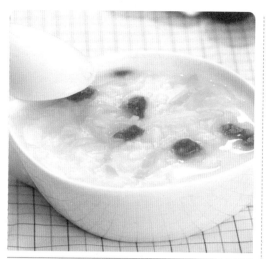

## 推荐菜例 ① 带鱼萝卜包菜粥

|原料| 带鱼、胡萝卜、包菜各20克，酸奶10毫升，大米50克

|调料| 盐3克

|做法| ①带鱼蒸熟后，剔除鱼刺，捣成鱼泥，备用。②大米泡发洗净；胡萝卜去皮洗净，切小块；包菜洗净，切丝。③锅置火上，注入清水，放入大米，用大火熬煮，待水开后，转文火，下鱼肉。④待米粒绽开后，放入包菜、胡萝卜，调入酸奶，用小火煮至粥成，加盐调味即可。

|专家点评| 用带鱼、胡萝卜、包菜、酸奶、大米混合熬煮的粥，营养十分丰富，富含优质蛋白质、不饱和脂肪酸、钙、磷、镁及多种维生素。宝宝吃这道菜，有滋补强壮、和中开胃及养肝补血的功效。不过带鱼为发物，多食动风发疥，属过敏体质的宝宝应慎食带鱼。

把带鱼放在温热碱水中浸泡，然后用清水清洗干净，鱼鳞就会洗得很干净。

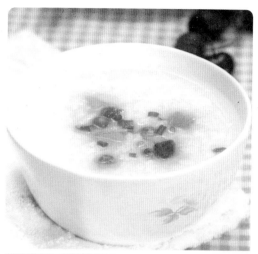

## 推荐菜例 ② 带鱼萝卜木瓜粥

|原料| 带鱼20克，木瓜30克，胡萝卜10克，大米50克

|调料| 盐3克，葱花10克

|做法| ①带鱼蒸熟后，剔除鱼刺，捣成鱼泥，备用。②大米泡发洗净；木瓜去皮洗净，切小块；胡萝卜去皮洗净，切小块；葱洗净，切花。③锅置火上，注水烧开后，放入大米，大火煮至水开后，鱼泥、木瓜和胡萝卜入锅。④煮至粥浓稠时，加入盐调味，撒上葱花即可。

|专家点评| 带鱼含有较丰富的钙、磷及多种维生素，可为大脑提供丰富的营养成分。木瓜中含有的木瓜蛋白酶有助于宝宝对食物的消化和吸收，有健脾消食的功效。用木瓜、鱼泥、胡萝卜合煮的粥，可以补充宝宝身体发育中所需的养分，增强宝宝身体的抗病能力。

烹饪常识

如果带鱼比较脏，可用淘米水清洗，这样不但能把鱼清洗干净，而且还可避免手被弄脏弄腥。

# ◎ 19～36个月宝宝忌吃的食物

爸爸妈妈在给宝宝准备食物时，应尽量避免对宝宝身体、智力发育产生不良影响的食物。具体有哪些食物，爸爸妈妈快来了解一下吧。

## 罐 头 ▶ 不宜食用罐头的原因

在制作罐头时，为了防止腐烂，制造商会加入很多盐类和防腐剂，这些物质对宝宝的身体健康有很大的危害，不仅会加大宝宝肾脏器官的负担，还会影响宝宝的智力发育。水果罐头为了增加口感，添加了大量的糖。这些糖被人体摄入后，可在短时间内导致血糖大幅度升高，加重胰腺的负担。由于人体无法立即消耗这些能量，会造成宝宝营养过剩，出现肥胖症等。

❌ 忌吃关键词

防腐剂、色素、香精、甜味剂

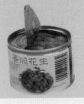

## 蜜 饯 ▶ 不宜食用蜜饯的原因

蜜饯类食品在加工制作过程中会产生亚硝酸盐，此类物质是一种强氧化剂，可使人体血液中的铁血红蛋白氧化，失去运氧功能，致使组织缺氧。蜜饯类食品在腌渍前就会添加防腐剂等，这些物质大都是人工合成的化学物质，对身体有一定的损害，再加上宝宝的排毒系统尚未发育完善，无法将其排出体外，因此，对宝宝的伤害会更大，甚至会留下隐性的诱发病因。宝宝在3岁以前，应禁食蜜饯。

❌ 忌吃关键词

亚硝酸盐、香精

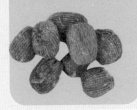

## 膨化食品 ▶ 不宜食用薯片、薯条的原因

膨化食品是通过金属管道进行加工的，金属管道里面通常会含有铅和锡的合金，在高温的情况下，这些铅容易汽化，汽化后就会污染膨化食品。这些铅被吸收进人体后，很难被排出，它会损害人体的神经系统、造血系统、血管和消化系统。很多膨化食品中都添加了大量的人造原料——人工色素，这些色素会对儿童的生长发育造成危害。因此，3岁以内的宝宝应禁食一切膨化食品，10岁以内的宝宝也应少食。

❌ 忌吃关键词

铅、色素

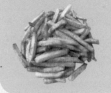

# 烧烤

## 不宜食用烧烤的原因

在烧烤过程中，食物中的核糖与大多数氨基酸在加热时会产生一种基因突变物质。烧烤食物时，炭火、木料等燃料也会产生致癌作用较强的一种物质，这种物质进入人体内不仅易引起胃癌，还会诱发肺癌、白血病等。婴幼儿正处于生长发育的旺盛阶段，肝脏的解毒功能比较弱，吃烧烤更容易诱发多种疾病。所以，3岁以前的宝宝最好禁吃烧烤，10岁以下的宝宝也不宜多食。

### ⊗ 忌吃关键词

致癌物质

# 鹿茸

## 不宜食用鹿茸的原因

鹿茸中含有雄性激素和卵泡激素等性腺激素，宝宝如果服用，会促进宝宝的性发育，造成机体内分泌功能紊乱，出现性早熟、免疫力下降、智力下降等症状。其次，鹿茸具有兴奋神经系统的作用，孩子如果服用过多，很容易出现极度兴奋、烦躁失眠，甚至精神错乱的症状。最后，鹿茸属温热性壮阳药，本身不适合小儿服用，有些孩子服用后，还容易出现呼吸困难、荨麻疹等过敏反应。大多数补药都不适宜10岁以下的儿童服用，如非病情需要，不建议任何年龄段的儿童或青少年服用此类补益药。

### ⊗ 忌吃关键词

雄性激素、卵泡激素、性早熟

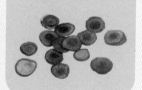

# 人参

## 不宜食用人参的原因

人参中含有的人参素、人参苷有兴奋神经的作用，宝宝服用后容易出现兴奋、烦躁、睡眠不安等症状，从而影响大脑的发育。宝宝如果服用人参，会引起性发育紊乱，导致性早熟，会严重影响婴幼儿的身心健康。如果服用人参过量，还会引起大脑皮层神经中枢的麻痹，使心脏收缩力减弱，血压和血糖降低，甚至威胁宝宝的生命。因此，如非病情需要，不建议任何年龄段的儿童或青少年食用人参。

### ⊗ 忌吃关键词

人参素、人参苷、性早熟

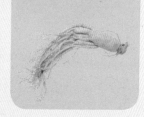

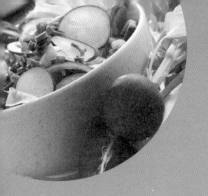

# 第七章
# 婴幼儿
# 常见疾病的饮食调养

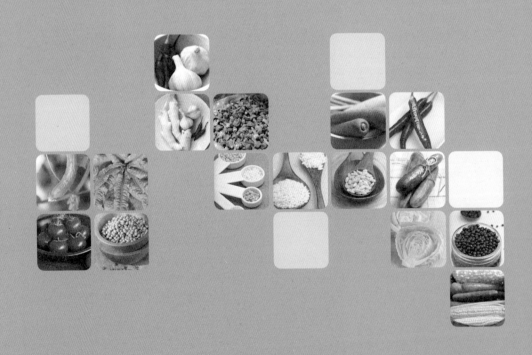

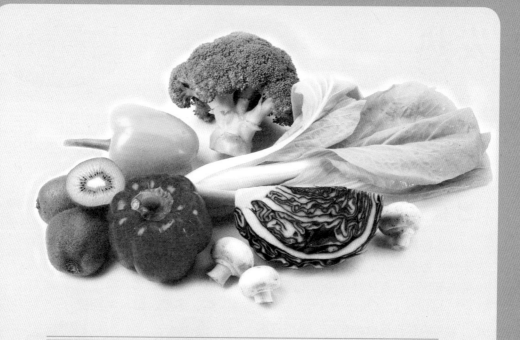

　　宝宝的健康出现问题是很多父母都担心的事情。为了让宝宝健康成长，很多父母会选择药物调理的方式，让宝宝直接而迅速地恢复健康。那么，药物调理是解决宝宝健康问题的主要措施和治本方法吗？回答当然是否定的，任何药物都会有一定的副作用！最好且治本的方法应该从宝宝的饮食着手，在日常饮食中调补宝宝的营养，让宝宝在温和的食物调补中拥有健康的身体。

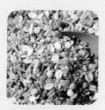 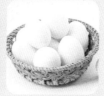 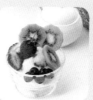 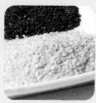

# 发热

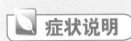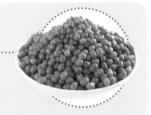

## 症状说明

正常小儿的基础体温为36.9~37.5℃。一般当体温超过基础体温1℃以上时，可认为发热。其中，低热是指体温波动于38℃，高热时体温在39℃以上。连续发热两个星期以上称为长期发热。上述基础体温指的是直肠温度，即从肛门测得的体温。

## 保健提示

发热容易引起体内水分流失，所以补充水分尤为重要。发热容易消耗蛋白质、维生素等物质。发热时人的消化能力也会降低，所以最好是用营养丰富、容易消化、温和的材料来做副食品，如用豆腐、鸡蛋、香蕉、南瓜等做成粥或布丁、蒸糕等，宝宝肯定很喜欢。

### ✅ 宜吃食物

西瓜、绿豆、南瓜、哈密瓜、豆腐、青菜、苹果、梨

### ❌ 忌吃食物

面包、肥肉、糖、巧克力、蛋糕、胡椒、辣椒

## 调理食谱

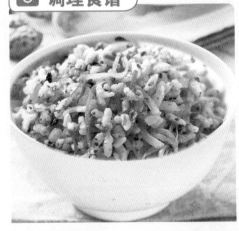

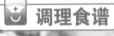 牡蛎萝卜营养饭

◎ **原料** 米饭50克，牡蛎、白萝卜各20克，胡萝卜、豆芽各10克

◎ **调料** 海苔粉1/2小匙，柠檬汁1小匙，香油1/2小匙，葱花、芝麻盐各适量

◎ **做法** ①将牡蛎放进盐水里洗净，沥干，切片；白萝卜、胡萝卜去皮，洗净，切丝；豆芽汆烫后切段。②白萝卜、胡萝卜用香油煸炒，加水、牡蛎、豆芽、葱花，加米饭拌匀，撒上柠檬汁、芝麻盐、海苔粉等。

**温馨提示** 牡蛎是酸性食品，洒一点碱性的柠檬汁中和一下，对宝宝的身体更好。

**健康指南** 用各种材料制作的牡蛎萝卜营养饭，味道鲜美，营养丰富，能改善宝宝因发热引起的食欲不振，还能补充宝宝身体所需的多种营养。

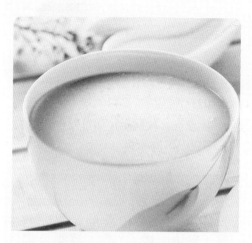

## 🥣 哈密瓜南瓜稀粥

**◎原料** 大米15克，哈密瓜10克，南瓜5克

**◎做法** ①大米洗净，加水浸泡；南瓜洗净，磨成糊状；哈密瓜去皮、子，洗净，磨成糊状。②将大米磨碎，加水熬煮成粥，将南瓜倒进米粥里煮一会儿，再放进哈密瓜煮沸即可。

**温馨提示** 太硬的哈密瓜口感不佳，买的时候最好按一按顶部，要挑软的。

**健康指南** 此粥中富含淀粉、蛋白质、脂肪、维生素、钙、铁、磷等多种营养物质，营养丰富，能够滋补身体，增长力气。发热的宝宝身体虚弱，消化、吸收能力较差，口感绵软的粥最符合宝宝的需求。

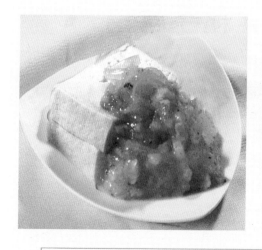

## 🥣 蔬菜豆腐

**◎原料** 豆腐60克，胡萝卜、洋葱、白菜各10克

**◎调料** 水淀粉1大匙，高汤1/4杯，油适量

**◎做法** ①豆腐洗净，用热水汆烫一下，切成片；胡萝卜去皮洗净，切成细丝；洋葱洗净，剁碎；白菜洗净，汆烫一下，剁碎。②起油锅，煸炒豆腐、胡萝卜、洋葱、白菜，再倒进高汤，最后用水淀粉勾芡即可。

**温馨提示** 有的宝宝会对洋葱过敏，如果宝宝之前没有吃过洋葱，建议去除。

**健康指南** 发热会使宝宝没有胃口，消化功能也会下降。这时候给宝宝吃豆腐最合适不过了，豆腐柔软可口，营养丰富，对宝宝的牙齿、骨骼的生长发育极为有益，而且口感柔软，易被人体消化吸收。

# 小儿感冒

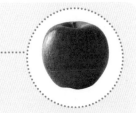

　　小儿感冒是指小儿喉部以上、上呼吸道鼻咽部的急性感染，多以病毒为主，主要症状有鼻子堵塞、流鼻涕、咳嗽、嗓子疼、发热、疲倦等。此病全年均可发生，幼儿期发病最多，学龄儿童逐渐减少，潜伏期一般为2～3天，可持续7～8天。

## 保健提示

　　感冒时最好吃易消化、营养高的食物，如富含蛋白质的豆腐、鱼、肉、鸡蛋、乳制品等。可多吃营养丰富的黄绿色蔬菜。预防小儿感冒最好多吃柑橘类或柿子、苹果等富含维生素C的水果。宝宝感冒后食欲会下降，做温和又容易吞咽的食物，宝宝就会有食欲。

### ✔ 宜吃食物

豆腐、鱼肉、鸡肉、鸡蛋、橘子、柿子、苹果、南瓜、猪瘦肉、乳制品

### ✘ 忌吃食物

冬瓜、梨、西瓜、糖类、樱桃、桑葚、瓜子、人参、巧克力

## 调理食谱

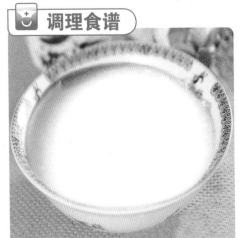

## 🥣 橘子稀粥

**◎ 原料**　大米10克，新鲜橘子30克

**◎ 做法**　①橘子剥皮，取两瓣捣碎榨汁，稍微加热，备用；大米洗净后，入锅，加80毫升温水熬煮。②粥熬煮好后，将橘子汁用纱布过滤后倒入粥中，搅拌均匀后，即可喂宝宝食用。

**温馨提示**　也可将橘子汁以1∶2的比例兑温水喂食宝宝。

**健康指南**　橘子富含维生素C，能提高宝宝身体的免疫力，促进新陈代谢，预防体温下降。大米含有丰富的营养，如淀粉、蛋白质、微量元素、维生素$B_1$等，能补充宝宝身体所需的多种营养，增强宝宝的体质。

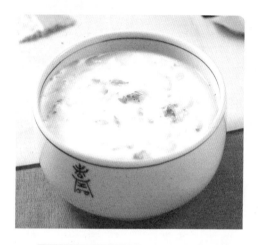

## 鳕鱼鸡蛋粥

◎ **原料** 大米15克，鳕鱼30克，土豆20克，上海青10克，鸡蛋黄1个

◎ **调料** 奶油50克，鲜高汤100毫升

◎ **做法** ①大米洗净，加水浸泡后磨成米浆；土豆洗净，去皮，剁碎；鳕鱼洗净，蒸熟后剁碎；上海青洗净，焯水，剁碎。②在煎锅里放奶油，化开后先炒鳕鱼肉、土豆、上海青，再倒入米浆和鲜高汤小火熬煮，最后将蛋黄打散放进去煮熟即可。

**温馨提示** 大米浸泡的时间一定要长，这样磨出来的米浆的口感才会更细腻；土豆剁碎后，用水浸泡可以除去涩味。

**健康指南** 添加多种材料制作而成的鳕鱼粥对因感冒引起的消化不良有很好的食疗功效，因为此粥中含有维生素A、维生素D等营养元素。

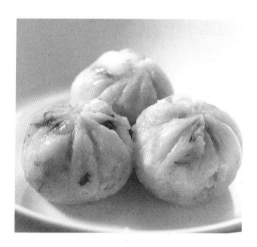

## 南瓜花生蒸饼

◎ **原料** 白米粉40克，南瓜30克，葡萄干10克

◎ **调料** 花生粉、核桃粉各1/2小匙，配方奶100毫升

◎ **做法** ①南瓜去皮、子，洗净，蒸熟，碾成泥状；葡萄干洗净，泡开后剁碎。②在白米粉里加入南瓜泥、葡萄干、配方奶，再加入花生粉和核桃粉，搅拌成面糊状。③将搅拌好的面粉糊揉捏成一个个的小圆形，放入蒸笼里蒸熟即可。

**温馨提示** 蒸熟的南瓜很软，放入碗中，用汤勺轻轻按压就可碾成泥状。

**健康指南** 南瓜中含有丰富的维生素，能增强宝宝的身体免疫力，有利于预防感冒。花生粉、核桃粉等材料含有丰富的维生素E、B族维生素，能促进宝宝的生长发育。加入葡萄干，能改善蒸饼的口味，增强宝宝的食欲。

# 便秘

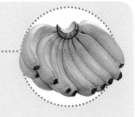

## 症状说明

宝宝常见的便秘表现有：大便干硬、排便哭闹、排便周期延长（3～5天）、粪便污染内裤等。这类便秘大多发生于1～5岁的婴幼儿。多数患儿曾有过正常排便的习惯，常常由环境改变、饮食习惯改变或父母不和等精神压抑而诱发。

## 保健提示

便秘主要是由身体内缺少纤维、水分、脂肪等或运动量不足引起的。只要多喝水，多吃纤维素含量丰富的红薯、南瓜、豆类、海藻类等就可缓解。苹果、李子等纤维素也很丰富，一定要连果皮一起吃才有效。有时宝宝的心理压力也会导致便秘，所以最好不要让宝宝感到压力。

| ✅ 宜吃食物 | ❌ 忌吃食物 |
| --- | --- |
| 红薯、南瓜、菠菜、芥菜、青菜、香蕉、苹果、杏仁、核桃、大米、小米、蛋黄 | 辣椒、橘子、巧克力、花椒、胡椒、糖类、荔枝、红枣、人参 |

## 调理食谱

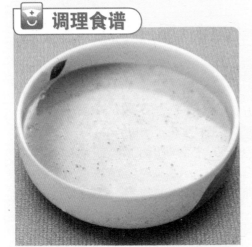

### 🥢 乌塌菜梨稀粥

◎ **原料**　大米、乌塌菜、梨各10克

◎ **做法**　①大米洗净后，加水浸泡2小时；乌塌菜洗净，焯烫一下，磨碎；梨去皮、子，洗净，磨成泥。②大米入锅，加适量水熬煮成粥。③粥里放入乌塌菜、梨，煮好后用筛子筛过。

**温馨提示**　乌塌菜焯水时，可在沸水中加点儿盐、油，这样焯出的菜油光发亮，外观很好。

**健康指南**　乌塌菜又称维生素菜，富含纤维素。梨含有丰富的水分。将乌塌菜和梨混合煮粥食用，营养更齐全，功效显著。

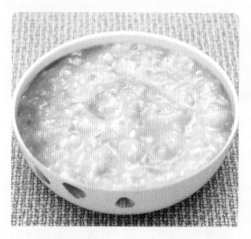

## 🥣 核桃蔬菜粥

**◎ 原料** 泡好的白米15克，豌豆、剁碎的胡萝卜各10克，核桃粉1小匙

**◎ 调料** 香油1/2小匙，芝麻盐少许，高汤100毫升

**◎ 做法** ①白米磨细；豌豆洗净，煮熟，去皮磨成粉。②将豌豆粉和胡萝卜放香油、芝麻盐煸炒，加入高汤和磨好的白米，煮熟后再将核桃粉放进去稍煮。

**温馨提示** 核桃很容易酸化，因此，最好买整颗的核桃，然后去壳，再磨碎食用。

**健康指南** 核桃富含脂肪，有改善便秘的功效。胡萝卜营养价值丰富，含有丰富的胡萝卜素，有益肝明目、增强免疫力的功效。

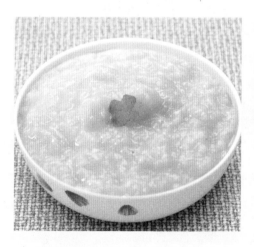

## 🥣 红薯苹果糊

**◎ 原料** 红薯70克，苹果50克

**◎ 做法** ①红薯去皮洗净，蒸熟，剁碎；苹果洗净，去皮、子，磨成泥。②在锅里放红薯和水熬煮，煮熟起锅盛入碗中，再放入苹果泥搅拌均匀即可。

**温馨提示** 红薯蒸熟后，也可以切成一口大小，在上面放苹果泥，让宝宝用叉子吃。

**健康指南** 红薯中含有丰富的食用纤维，能加快消化道的蠕动，促进排便，清理消化道，减少因便秘而引起的人体自身中毒现象。

# 流涎

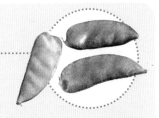

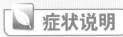
## 症状说明

流涎亦称小儿流涎，是幼儿最常见的疾病之一，多见于1岁左右的婴儿，常发生于断奶前后，是一种以流口水较多为特征的病症。小儿流涎的病因较多，一般分为生理性和病理性两种。

## 保健提示

一般情况下，小儿流涎持续的时间较长，最长的可达半年以上，如果父母调理得当，小儿通常1个月内即可治愈。脾胃积热症的宝宝可食用清热养胃、泻火利脾的食物，如绿豆汤、丝瓜汤、芦根汁等；脾胃虚寒的宝宝可以食用温和健脾的食物，如虾、海参、花生、核桃等。

| ✓ 宜吃食物 | ✗ 忌吃食物 |
|---|---|
| 大米、小米、胡萝卜、南瓜、西红柿、香菇、扁豆、芋头、苹果、梨、西瓜、鲫鱼、鳝鱼、带鱼 | 辣椒、洋葱、生姜、大蒜、胡椒、花椒、芥末、酸梅、蟹、鲜贝 |

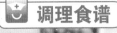
## 调理食谱

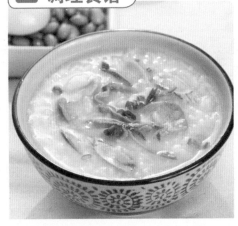

## 🥄 陈皮猪肚粥

◎ **原料**　陈皮10克，猪肚、大米各60克，黄芪15克

◎ **调料**　盐少许，葱花适量

◎ **做法**　①猪肚洗净后，切成长条状；大米洗净，加水浸泡；黄芪、陈皮洗净，切碎。②水入锅，将浸泡好的大米放入锅中熬煮。③水烧开后，将切好的猪肚、陈皮、黄芪倒入锅中，转中火熬煮。④待米粒软烂，小火熬煮至粥浓稠时，加少许盐调味，撒上葱花即可。

**温馨提示**　新鲜猪肚呈黄白色，黏液多，带有内脏器官特有的腥臊味。在清洗的时候，可以将猪肚用少许食用碱反复搓洗，再放入沸水锅内余烫。

**健康指南**　猪肚有补虚损、健脾胃的功效，陈皮可促进消化液的分泌，黄芪具有很强的杀菌能力，三者一起煮粥对宝宝流涎有很好的改善作用。